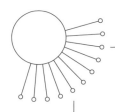
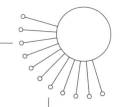

艾療

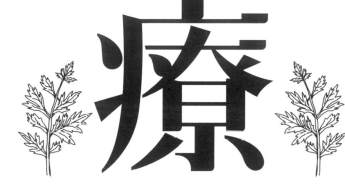

最實用的8堂艾灸居家保健入門課

作者——— 楊力

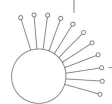
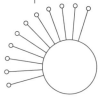

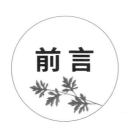

前言

　　研究中醫這麼多年來，我一直主張人們多用艾灸來防病治病，因為艾灸是補陽氣最好的途徑。

　　我國宋代有一個很出名的醫學家名叫竇材，他寫了一本《扁鵲心書》，這本書重點講述了一個道理，就是養生重在扶陽。竇材認為，自古扶陽有三個方法：第一個是灼艾，第二個是丹藥，第三個是附子。灼艾就是我們說的艾灸。

　　人為什麼要補陽氣呢？《黃帝內經》中指出：「陽氣者，若天與日，失其所，則折壽而不彰。」陽氣對人體起到溫煦臟腑、濡養筋骨的作用，就好像陽光普照萬物，植物才能進行光合作用、才能茁壯成長一樣。我以前也說過，陽氣是五臟的動力，也是生命的火種，人不能沒有陽氣。陽氣決定著人的健康與生命，沒有陽氣，生命就會停止，所以我們必須注重補養陽氣。

　　艾灸是如何幫助我們補養陽氣的呢？很多人覺得這是一個複雜的程序，其實操作起來非常簡單，就是用艾條或艾絨熏烤，透過對經絡穴位的刺激，把艾草的藥力帶到我們的病痛處。

這些年來艾灸發展越來越快，在內、外、婦、兒、五官等科的疾病中都有了廣泛的應用，尤其是對於一些寒症、虛症有特別好的療效。

艾灸療法是一種由多元因素相互影響、相互補充、共同發揮作用的整體治療手段。比如說，我們用隔薑灸灸神闕穴，這其中就包括了溫熱刺激、經絡穴位、藥物等諸多因素，它們相互之間是有機聯繫的，並不是單一孤立的存在，缺了其中一個就會失去應有的治療作用。

為了讓艾灸吏好地服務於人們，我把這些年來的臨床經驗總結出來編寫了這本書，以期讓更多的人了解艾灸、認識艾灸、使用艾灸。全書從艾灸入門，再到穴位進階，最後到艾灸的實際應用，循序漸進地展示了艾灸的方法和功用。

我相信，那些用過艾灸或正準備使用艾灸的人，都會因為艾灸的神奇而更加深愛艾灸！

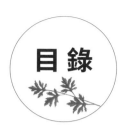

目錄

入門篇 ｜ 關於艾和灸的那些事

進階篇 │ 必須了解的經絡和穴位

實踐篇 ｜ 用溫暖的艾灸調養全家

第❻課
用艾灸幫你搞定亞健康

第❼課
艾灸是女人最好的朋友

第 **8** 課

艾灸是慢性病的調理大師

什麼是艾灸療法？

艾灸對於我們的健康有何意義？

是否人人都適合艾灸？

艾灸具體如何操作？

艾灸有哪些注意事項？

⋯⋯

對於從沒有接觸過艾灸的朋友，

可能會存在上述疑問，

那麼，就讓我們帶著這些疑惑，

正式進入艾灸的課堂，

開始尋找「艾」的答案吧。

入門篇

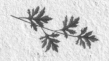

關 於 艾 和 灸 的 那 些 事

第 1 課
為什麼選擇艾灸

 一起走進艾灸文化

　　談論艾灸，首先要提的自然是艾灸最基本的原材料
——艾葉。

　　艾葉就是艾草這種植物的葉片。早在先秦時期，艾
草就已經是關係民生的重要植物了。《詩經》中就有這樣
的描寫：「彼採艾兮，一日不見，如三歲兮。」詩中先
人們所採的「艾」便是艾草。中國
出產艾草的地方有很多，其中
以李時珍的家鄉——湖北蘄州
所產最佳，當地的艾草也被稱
為「蘄艾」。

　　用艾葉治病的歷史非常悠久。
戰國時期的孟子就說過：「今之
欲王者，猶七年之病，求三年之艾
也。」（《孟子·離婁上》）所謂
「七年之病，求三年之艾」，意思
是說，得了多年的病，要想治好，

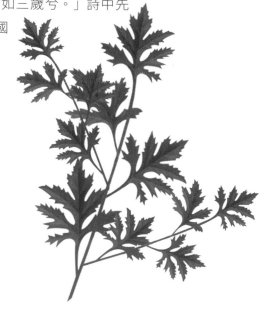

需要尋求陳年的艾葉。如今在民間，也還流傳著「家有三年艾，郎中不用來」的說法。

在明代醫家李時珍的《本草綱目》一書中，對艾葉的功效有這樣的記載：「艾葉……生溫熟熱，純陽也。可以取太陽真火，可以回垂絕元陽，服之則走三陰，而逐一切寒濕，轉肅殺之氣為融和；灸之則透諸經，而治百種病邪，起沉痾之人為康泰，其功亦大矣。」其中提到的「灸之」，正是艾灸之意。

當具體艾灸時，就不得不涉及經絡穴位。人體是一個有機整體，這個整體透過什麼來溝通呢？通過經絡。人體的經絡就像是電線一樣溝通了臟腑與四肢百骸，將人體臟腑組織器官聯繫起來。這些「電線」具有運行氣血的功能，而穴位就是「電線」上的重要接點，透過艾灸這些「接點」，能調節人體氣血，從而達到防治疾病的作用。

經絡穴位是學習艾灸繞不開的知識點，後面的「進階篇」即是對經絡穴位的詳細講解，此處暫不做進一步展開。

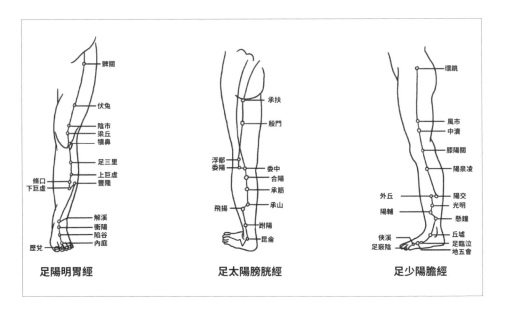

足陽明胃經　　　　足太陽膀胱經　　　　足少陽膽經

艾灸有什麼優勢

在臨床治療當中，與藥物和針刺相比，我更願意使用艾灸為患者治療。艾灸與藥物、針刺等相比有其獨到之處，很多患者也樂於接受這一療法。

艾灸治病，應用廣、療效好

艾灸有祛寒止痛、補虛固脫、溫經通絡、消瘀散結等作用，在內、外、婦、兒、五官等科的疾病中有著廣泛的應用，尤其適宜於寒症和虛症。

我有一位老朋友在南京，有一次她來我家做客。剛到沒多久，就開始上吐下瀉。我詢問了一番，她說自己可能在火車上吃壞了肚子。我給她把了脈，情況不太嚴重。我讓她躺在床上，用隔鹽灸的方法對她的神闕穴進行施灸，20壯後她感覺好多了（燃盡一個艾炷為一壯）。

她回到南京不久又打來電話，說自從上次艾灸之後她的關節炎症狀輕了不少，簡直是神了。我對她說：「如果你早跟我說有關節炎，你早就好了。」我又告訴她每隔3天灸1次，堅持灸一段時間，慢慢就能改善甚至痊癒。這位老友再打電話時，已經好得差不多了。我叮囑她平時一定不要貪涼，即使夏天也要注意，否則這種病還會犯。

艾灸不僅能治「已病」，還能治「未病」。《黃帝內經》中所謂：「聖人不治已病治未病。」意思是說，真正高明的醫生不是治療已經發生的病，而是預防疾病的發生。平時我們若能進

行一定的艾灸保健，就能很好地預防疾病的發生。比如，透過對某些穴位施灸，如大椎穴、足三里穴、氣海穴、關元穴等，可以有效增強人體抗病能力。

艾灸操作簡單，容易掌握

針刺療法與艾灸療法常常並稱為「針灸」。雖然針刺的治病效果也很好，但需要找穴非常準確，並且需要把針刺入體內，對非專業人員來說，在操作上往往不易把握。相比之下，灸療就要簡單得多，只需要用點燃的艾條熏烤穴位所在的皮膚表面，非常容易掌握。

對於沒有學過中醫、不了解經絡的人來說，找準穴位並不是簡單的事。但對於艾灸，經穴定位不用像針刺那樣必須精準到一個點。在對穴位施灸時，只需在包括穴位在內的一個相對大的區域裡熏烤即可。

艾灸使用安全，很少出現不良反應

俗話說「是藥三分毒」，雖然藥物本身能治病，但畢竟藥物是有偏性的，使用不當則可能引起不良反應。一般人並不懂醫藥，因此用藥更須謹慎。對於針刺療法，如果在操作過程中應用不當，或者手法不熟練，則可能發生滯針、暈針等問題。相比而言，用艾灸調理比針藥更安全。

從感覺上來說，有些藥物比較苦，人們不愛吃；針刺則會使有些人感到害怕，而艾灸則是靠點燃的艾炷或艾條在人體相應穴位熏烤，不僅不會產生痛感，而且還會使人感覺特別舒服。

「凡病，藥之不及，針之不到，必須灸之」

《醫學入門‧針灸》中指出：「凡病，藥之不及，針之不到，必須灸之。」也就是說，有些病用藥不太管用，而用針刺又達不到效果，這時就要用艾灸來治療了。《靈樞‧官能》中也這樣說：「針所不為，灸之所宜。」可以看出，在治療疾病中，有時艾灸比藥物、針刺更有優勢。

從「凡病，藥之不及，針之不到，必須灸之」這句話中，我們也可以看出，有時治病需要多方配合。當用藥或針刺都不理想時，可以考慮用艾灸；有些時候，單純的針刺效果並不理想，而結合艾灸，效果會特別突出。

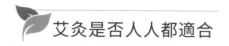
艾灸是否人人都適合

我們說艾灸這樣好那樣好，那麼艾灸是不是人人都適合呢？可以這樣說，絕大多數人都是適合艾灸的，只有極少數人不適合艾灸。一般來說，有嚴重高血壓的人不適合進行艾灸。平時高血壓不是很嚴重的人可以用艾灸來調節血壓，但如果血壓的數值太高（高壓高於 170 毫米汞柱，低壓高於 120 毫米汞柱）就不宜進行艾灸了，否則可能引起血壓升高。

關於艾灸治療癌症，目前我還沒有看到完全透過艾灸治癒的病例。對於一些癌症，用艾灸治療，更多的是從改善身體免疫功能入手。因為癌細胞會破壞人體的平衡和免疫力，這時艾灸可以增強正氣，提高免疫力。

女性朋友在懷孕期間可以艾灸，但要注意艾灸的部位。另

外，女性在月經期間也是可以進行艾灸的，但要注意辨症施灸，不然可能適得其反。

目前還有一個爭議較大的說法，就是《傷寒論》裡提到有熱症的人不要進行艾灸。張仲景認為，如果人體有實熱的話，是不宜進行艾灸的。但是後世在艾灸的臨床實踐中發現，一些熱症也是可以進行艾灸治療，只不過選的位置、穴位不同，或者灸量不同，或者方法不同。因此，熱症能否施灸還須視具體情況具體分析。

第2課
慢慢熟悉艾的味道

 艾條、艾炷和艾粒

　　艾條、艾炷和艾柱是進行艾灸最常用的 3 種艾製品。「工欲善其事，必先利其器」，想要把艾灸應用好，首先就得了解這些艾灸常用材料的具體用法。

艾條

　　艾條是用棉紙包裹上艾絨製成的圓柱形長條，就像一個特大號的無嘴香菸一樣。而艾絨是艾葉經過晒乾、搗碎、篩選乾淨後形成的軟細如綿的絨狀物。

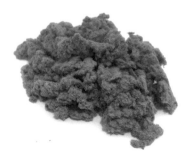

艾絨

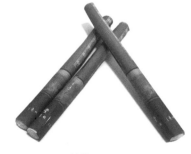

艾條

艾條在臨床應用上非常廣泛，因為它的使用方法非常簡單，可以自己灸，也可以找人幫忙灸，而且不起疱、不發瘡，不僅不會感覺不適，還會有暖暖的舒適感。

艾條可分為純艾條和藥艾條兩種，一般藥店都有出售。除了去藥店或上網購買，我們還可以買來現成的艾絨自己在家製作艾條，這樣既能保證艾絨品質，又經濟實惠。

如果是製作純艾條，可以根據實際需要的大小，取一張桑皮紙（如果家中沒有桑皮紙，用普通的白紙也可以），用膠水黏成一個圓筒狀，然後往裡面加入艾絨，一邊加一邊用手指或筆頂緊艾絨；如果是製作藥艾條，就需要根據具體病症來添加相應藥物，一般常用的藥物有肉桂、乾薑、木香、獨活、白芷、蒼樹等，這就需要專業的醫師指點進行了。

艾炷

古人最喜歡用艾炷進行艾灸。什麼是艾炷呢？「炷」在古代有燈芯的意思，艾炷就是用艾絨製成的小圓錐體。當使用艾炷進行灸療，燃盡一個艾炷，就稱之為「一壯」。如果要灸三壯，那就是說要連續灸完三個艾炷。

艾炷完全可以自己製作。製作時，選取適量優質艾絨，放在一個平板上，然後用拇、食、中三指一邊捏緊一邊旋轉，旋得越緊越好，最後把艾絨旋捏成一個小圓錐體。這樣的形狀不僅可以放得平穩，而且燃燒時火力是由弱到強，身體更容易耐受。

還有一種是用艾炷器製作的艾炷，方法更為簡單，只需把艾絨填到艾炷器裡壓實就可以了。用艾炷器製成的艾炷，艾絨緊致，大小相同，更便於應用。

艾炷有大、中、小3種，大的高約1公分，炷底直徑約1公分，可燃燒3～5分鐘，多用於隔物灸；中型艾炷是大艾炷的一半，也多用於隔物灸；小艾炷就像麥粒大小，一般用於直接灸。

《扁鵲心書》記載：「凡灸大人，艾炷須如蓮子，底闊三分，務要堅實；若灸四肢及小兒，艾炷如蒼耳子大；灸頭面，艾炷如麥粒大。」也就是說，如果是大人灸，艾炷可製成蓮子大小；如果是灸四肢或給孩子灸，艾炷可製成蒼耳子大小；如果是灸頭面部，艾炷做成麥粒大小就可以了。

艾柱

這種艾柱與上述的「艾炷」不是一回事，艾柱的形態就相當於普通艾條被截成了若干段，其中任何一段就是一個艾柱。這種艾柱主要用於艾灸罐灸法，是伴隨艾灸罐灸法而出現的。使用時，將適宜長度的艾柱置於艾灸罐中，點燃一端即可。

藥店或網上一般都能買到現成的艾柱，當然也可以根據需要，直接將艾條截成適宜長度的若干段使用，效果是一樣的。

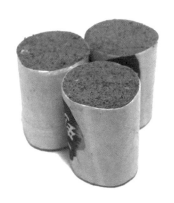

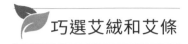

巧選艾絨和艾條

艾絨有青艾絨和陳艾絨之分。青艾絨是用當年採摘的艾葉製成的。我們平時使用的艾絨大多為陳艾絨，用這樣的艾絨在進行艾灸時，灸火溫和，灸感明顯，效果也特別好，而青艾絨大多火烈，艾灸時會有灼痛感，正如李時珍在《本草綱目》中所說：「凡用艾葉需用陳久者，治令細軟，謂之熟艾。若生艾灸火則易傷人肌脈。」

一般來說，陳艾絨好不好主要是由艾絨的純度來決定的。純度越高品質就越好，反之就越差。其中，極品陳艾絨的純度極高，因其顏色金黃，也稱為金艾絨。那麼，具體如何判斷陳艾絨的好壞呢？我告訴大家一個口訣，那就是「一捏，二看，三聞，四燃」。

「一捏」：優質艾絨裡不會摻雜枝梗及其他雜質，捏起一撮，很容易成形。

「二看」：優質艾絨的顏色是土黃色或金黃色，如果裡面夾雜有青綠色，則可能含有青艾絨。

「三聞」：優質艾絨聞一聞能感覺到淡淡芳香，青艾絨大多有青草味。

「四燃」：將艾絨點燃，好的艾絨冒出的艾煙有些淡白，不濃烈，氣味芳香，沒有刺鼻味。

當我們購買艾條時，除了結合上面判斷艾絨的好壞外，還要考慮其他方面：好的艾條摸上去比較結實；好的艾條火力柔和不烈，燃燒的時間也比較長，彈掉艾灰，看上去是紅彤彤的。用這種艾條施灸時，有熱氣的熏烤感而不是灼燒感。

平時我們家裡用艾絨也好，艾條也罷，一次不用買太多。可

能有的人圖省事，喜歡多買一些回來，這時如何保存就是一個問題了。因為艾絨和艾條極易受潮，如果是少量的艾絨或艾條用夾鏈袋包裝就可以了，隨用隨拿；如果量多，可用一個大的塑膠袋或購物袋（不要有破洞）裝好。天氣好的時候，可以拿出艾絨或艾條晾晒幾個小時即可。

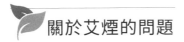

關於艾煙的問題

艾煙就是艾葉燃燒之後產生的煙。關於艾煙對人體有利還是有弊，這些年來一直存在著爭議。有的人認為艾煙可以抗菌殺毒、預防感冒等；而有的人認為經常吸入艾煙會致病、致癌。究竟哪種說法更可靠呢？不可否認的是，艾煙是艾草應用中的一個方面。古人就有用艾葉煙熏治病和預防疾病的做法，我國已知最古老的醫學方書《五十二病方》以及東晉時期葛洪的《肘後備急方》等醫藥著作中都有關於艾葉煙熏治病的記載。

現代醫學研究證明，艾煙對不同傳染性疾病的多種病菌有一定的抑制作用。我在家裡有時候也會拿一根點燃的艾條，把屋裡屋外都熏一熏，這樣家裡人就不容易感冒，而且艾的香味也讓人心情舒暢。

那艾煙有沒有危害呢？如果說艾煙一點危害沒有，可能會有些牽強。因為市面上一些艾條摻有很多的雜質，這樣的艾條產生的艾煙對人體或多或少會產生一些影響。另外，艾煙裡還含有小部分的粉塵、一氧化碳等成分，尤其是那種用於隨身灸的艾灸罐，由於艾柱在罐內燃燒不充分，就會產生一些不好聞的氣味。如果是長期使用，需要經常開窗通風。

第 **3** 課
快速掌握艾灸的方法

 最常用的艾炷灸和艾條灸

艾炷灸和艾條灸是我在臨床中使用最多的艾灸方法，掌握這兩種方法的操作技巧是非常有必要的。

艾炷灸——小艾炷，大功效

我們所說的艾炷灸就是把製成的艾炷放在穴位上進行施灸的方法。在施灸時，我們所選擇艾炷的大小、多少，應根據疾病性質、病情輕重、施灸部位和年齡大小等多方面進行考慮，不是說什麼病都可以拿來隨便灸的。比如，有的人剛得病，平時身體素質較好，這時可以用一些大的艾炷進行施灸，壯數也可以多一些；而那些久病體虛的人，所用的艾炷最好小一些，壯數少一些。

根據艾炷灸的操作方法可分為直接灸和間接灸兩種。

直接灸

直接灸也叫著膚灸、著肉灸，顧名思義，就是說把大小適宜

的艾炷點燃後直接放在皮膚上施灸。這種灸法的優勢是艾炷直接接觸穴位，熱力比較強，可以直達病灶，給病症相對應的穴位以更強的刺激，效果比一般的灸法要強。

直接灸可細分為無瘢痕灸和瘢痕灸。

（1）無疤痕灸

無疤痕灸也叫非化膿灸，一般都是用中、小艾炷直接灸灼穴位皮膚，這種方法是灸到皮膚有紅暈但不起疱，不化膿，也不留瘢痕。無疤痕灸最適合慢性虛寒性疾病。

這種方法在使用前先用少量的凡士林塗在穴位皮膚上，防止艾炷滑掉，然後把大小適宜的艾炷放在穴位上，點燃艾炷的尖部，隨著艾火向下燃燒，皮膚的熱感逐步增強，大約燒到艾炷還剩四分之一感覺有些灼痛時，再換下一個艾炷繼續施灸。

如果局部起疱了，我們也不用挑破，任其自然吸收就可以了。一般剛開始會有色素沉著，但過一段時間就消失了。對於孩子或有感覺障礙者，用這種方法時，一定要掌握好溫度，以免出現燙傷等問題。

（2）疤痕灸

疤痕灸也叫化膿灸，一般用綠豆或麥粒大小的小艾炷進行施灸。施灸時先將穴位塗上少量的大蒜汁，以增加黏附和刺激作用，然後將大小適宜的艾炷放在穴位上，用火點燃艾炷，直到這個艾炷燃盡再換下一個艾炷。用這種方法施灸會有一定的疼痛感，這時我們可用手拍施灸的穴位，可以減輕疼痛。按照規定的壯數灸完後，可將藥用膠布貼在傷口面上。一般情況下，灸完 1 週左右，施灸的部位就會開始化膿，即形成灸瘡。5～6 週後灸瘡就會痊癒，結痂脫落，留下瘢痕。

疤痕灸最適合治療哮喘、肺結核、瘰病等慢性疾病，對高血壓、中風也有非常好的預防作用。

一般來說，身體衰弱、年老者、小兒、糖尿病、皮膚病患者不宜進行疤痕灸；面部、關節部穴位、心臟附近以及陰部不宜進行疤痕灸。

間接灸

間接灸，也叫隔物灸或間隔灸。在施灸前，用生薑片、蒜片或者鹽等物墊在穴位皮膚上，再把艾炷放在上面進行艾灸。隔物灸的熱力和直接灸相比要溫和得多，很多人都喜歡用這種方法進行艾灸，不管是大人、小孩都可以用這種方法。

間接灸根據墊物和適應症的不同可以分為很多種，操作方法大多相似，大家可以舉一反三，靈活應用。下面介紹 3 種比較常用的間接灸。

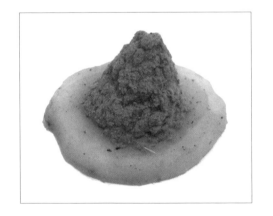

（1）隔薑灸

先把薑片切成 2 ～ 3公分厚的薄片，然後用針在上面扎一些排列均勻的小孔，這樣方便熱力向下滲透；然後把薑片放在需要施灸的穴位上，再把艾炷放在薑片上，點燃艾炷，當我們感覺皮膚發燙有灼熱感時，可以把薑片拿起來，片刻後再放上，反復幾次，直到艾炷燃盡，再換下一個。如果感覺熱度過高，可以把薑片

切得稍厚一些。

這種方法對於治療虛寒型腸胃疾病頗為適宜，如消化不良、腹痛、腹瀉等。此外，對感冒、風寒痺痛、痛經等病症也有很好的療效。

隔薑灸多選用新鮮的薑，一般現切現用；如果是面部使用，薑片可以切得厚一些；如果是急性或疼痛性病症，可以切得薄一些。每次灸完以後要用毛巾擦乾上面的汗液，並且避免吹風。

（2）隔蒜灸

把剝好的大蒜（最好選用新鮮獨頭的紫皮大蒜）切成片，用針在上面扎幾個小孔，然後把艾炷放在蒜片上面，具體方法和隔薑灸一樣。也可以把大蒜去皮搗成泥，然後把蒜泥敷在穴位上，上面再放艾炷進行艾灸，以灸至皮膚泛紅為宜。

這種方法對早期肺結核、未化膿的癤腫以及腹中積塊、蟲蝎咬傷等有很好的療效。

因為大蒜對皮膚有刺激作用，所以有皮膚過敏的人使用時一定要謹慎；這種方法不適用於頭面部，因為可能會留有灸痕，影響容貌。

（3）隔鹽灸

先取純淨的食鹽，如果有大粒要先研成細末，然後填到肚臍窩裡，填平為止，把艾炷放在上面，然後點燃艾炷，如果感覺灼痛就換下一個。有的人怕鹽受熱燙傷皮膚，這時可以在上面放上薑片再進行艾灸。有的人肚臍是向上鼓起的，這時可以用麵粉和成條狀，圍在肚臍周圍，再往裡面加入鹽進行艾灸。

這種方法最適合治療急性腹痛、吐瀉、痢疾、中風脫症等。在用這種方法進行艾灸時一定要保持呼吸均勻，不要亂動，尤其是小孩子更要注意；一旦被鹽燙傷，要進行消毒，避免感染。

艾條灸——長艾條，功效強

顧名思義，艾條灸就是用艾條進行施灸的方法。艾條灸比較常見的有懸起灸和實按灸兩種。

懸起灸

懸起灸就是將點燃的艾條懸放在穴位上方進行施灸的方法，主要適用於病位較淺、病灶局限的風寒濕痺、神經性麻痺以及小兒疾患等。這種方法一般不會燒傷皮膚，是比較安全的。懸起灸比較常見的有溫和灸、回旋灸、雀啄灸等。

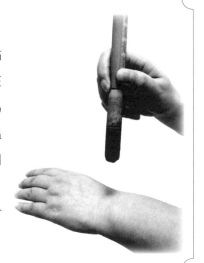

（1）溫和灸

溫和灸的操作非常簡單，就是把點燃的艾條和穴位保持一定的距離，大約在2公分左右，以感覺溫熱而沒有灼痛感為宜，一般灸到皮膚出現紅暈就可以了。溫和灸的熱力非常溫和，對身體的刺激作用小，是人們最願意接受的一種方法。

這種方法屬於艾條灸的補法，最適合慢性病和虛症。

（2）雀啄灸

　　所謂雀啄灸就是在進行艾灸時動作像麻雀啄食一樣，把艾條燃燒的一端對準穴位，一起一落進行施灸。這種方法的溫熱刺激相對溫和灸來說還是比較強烈的，注意艾條下降時不要燒傷皮膚。

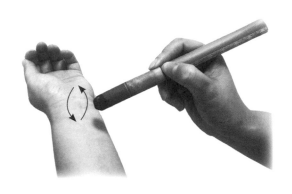

　　這種方法屬於艾條灸裡的瀉法，最適用於急性病和實症。

（3）回旋灸

　　回旋灸就是在穴位上方用點燃的艾條做回旋動作或左右平行移動，這時穴位就是一個中心點。這種方法可以給穴位處以較大範圍的溫熱刺激。

　　這種方法最適合筋脈痹阻、風濕痹痛等症。

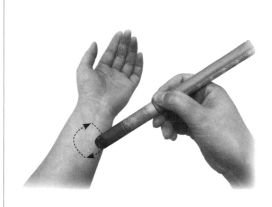

實按灸

實按灸是把藥艾條點燃後，趁熱按到穴位處或患處，使熱力透達深部的施灸方法。操作時先在穴位上鋪上 10 層綿紙或 5 ～ 7 層棉布，再將點燃的藥艾條隔著紙或者布，緊按在上面，稍微停留 1 ～ 2 秒就可以了。這時艾條可能會熄滅，再重新點燃，一般反復 10 次左右就可以了。

這種方法最適合病位較深的風寒濕痺、痿症和虛寒症。

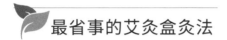

最省事的艾灸盒灸法

當我們在使用艾炷或艾條進行艾灸時，在操作上有時會比較麻煩。比如，當進行隔薑灸或隔蒜灸時，為了保持熱度，需要不斷地更換艾炷；當用艾條進行艾灸時，需要一直拿著艾條才能進行施灸，有構不到的穴位還需要別人幫忙。為了讓艾灸變得更方便，艾灸盒應運而生。

艾灸盒的使用非常簡單，就將艾條或者艾柱點燃，放入艾灸盒中，再將艾灸盒放在穴位或病患處，進行熨灸。

艾灸盒種類多樣，有竹製艾灸盒、木製艾灸盒、鐵製艾灸盒、隨身灸、火龍罐以及一些陶瓷灸器等，我們平時用的比較多是竹製艾灸盒和隨身灸等。

一般竹製或木製的艾灸盒是配合長的艾條使用，可以把艾條點燃之後插入盒內。千萬不要把艾條點燃的一端放在外面，這是不對的，應該把燃燒端插到裡面，這樣艾火可以直接熏到

皮膚表層，透入穴位。我們不用擔心艾條會熄滅，艾灸盒的特殊設計會讓艾條充分燃燒。如果不用了，我們就可以把艾條插入配套的針筒中，裡面沒有空氣，艾條就會熄滅了，一點兒也不浪費。

其實現在市場上的艾灸盒五花八門、各式各樣，但其原理都是一樣的，無非有的艾灸盒操作起來更方便、更簡單，大家可以根據自己的情況自行選擇。

有的人用艾灸盒時感覺火力不大，其實每個艾灸盒上面都有可以調節的風口。當感覺艾條的火力小時，可以把風口開大一點兒；當感覺艾條的火力大時，可以把風口開小一些，讓艾條燃燒不那麼劇烈。

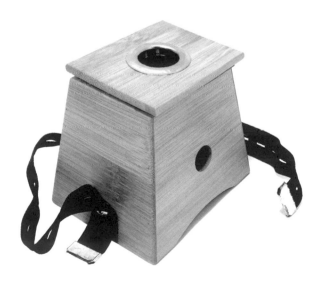

隨身灸是一種小圓罐，裡面可以放入點燃的艾柱，然後擰上蓋子，蓋和底都有透氣孔，然後再套上布套，固定在某個穴位上就可以了。隨身灸的盒子多是用金屬製成，被灸部位的熱感通常是艾火燃燒一段時候後，使金屬盒發熱，才傳到皮膚。

　　從單次艾灸的效果上來講，用艾灸盒灸的強度相對較小，需要我們有足夠的耐心，投入更長時間，才能收到良效。

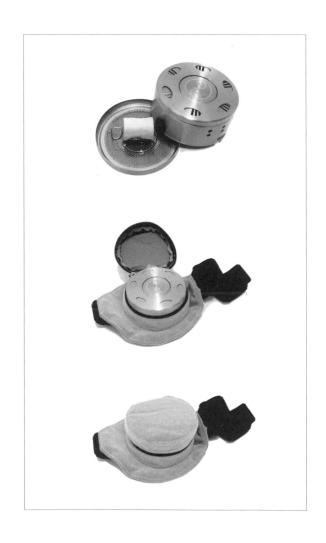

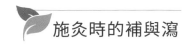

施灸時的補與瀉

補與瀉是中醫治病的兩個重要方法。「補」是補虛，也就是說虛症可以透過補法來治；而「瀉」是瀉實，即實症可以用瀉法來治。如何理解中醫裡的虛和實呢？簡單地說，「虛」是正氣不足，有虛弱的意思；而「實」則是邪氣偏盛，比如寒邪、熱邪。中醫的基本治療原則是調整陰陽，使之平衡。補虛就是要把低下的功能恢復旺盛，瀉實就是要把偏盛的邪氣袪除。透過補虛和瀉實，把人體調整到一個平衡的狀態，即健康狀態。

以往人們認為針灸療法中，針為瀉，灸為補，其實這種認識並不全面，因為艾灸本身也分補和瀉，而且灸治效果的好壞與補瀉的正確運用有很大關係。

根據火力的大小實現補瀉

我們祖先對於灸的補瀉早有認識。如《靈樞經‧背腧》中記載：「氣盛則瀉之，虛則補之，以火補者，勿吹其火，須自滅也；以火瀉者，疾吹其火，傳其艾，須其火滅也。」也就是說，氣盛的人要用瀉法，氣虛的人要用補法。凡火力由小到大，待其慢慢燃盡的就是補，這種方法灸治時間較長，灸壯數較多，有溫陽補虛的作用。點燃艾灸後，速吹旺其火，火力比較猛，快燃快滅，使患者感覺有些燙的，是瀉法，這種方法灸治時間較短，壯數較少，有散發體內邪氣的作用。

根據操作手法的不同實現補瀉

從艾灸施術本身來說，我們前面介紹的溫和灸、回旋灸等屬於補法，可以促進人體生理功能，解除過度抑制，引起正常興奮作用。而直接灸、雀啄灸等多屬於瀉法，這些刺激性較強的方法可以產生強烈的溫熱刺激，使邪氣得瀉。

一般來說，隔物灸主要看所用藥物屬性偏重於哪方面，來區分它是補還是瀉。如果用的藥物是甘遂，因甘遂性寒，可以瀉水逐飲，所以就是瀉；如果用的是生薑或附子，因生薑或附子性熱，可以溫陽補虛，所以就是補。

根據不同的穴位實現補瀉

不同的穴位灸治也常能收到不同的補瀉治療效果。比如，氣海穴是補氣穴，對於氣虛患者可於氣海穴處行灸補法，可補益身體，效果倍增；而肺俞穴是解表散寒穴，對於風寒表症的人可在肺俞穴處施直接灸或溫和灸，可達到疏風解表、宣肺散寒的作用。

關於補瀉的內容還有很多，這裡只是介紹了最基本的內容，在後邊的艾灸應用中還會有更詳細的說明。

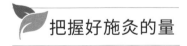 把握好施灸的量

我們在進行艾灸時，施灸的灸量會直接影響療效。我在生活中經常會遇到這樣一些用艾條養生的朋友，他們總是四處抱

怨，抱怨艾灸效果不好。後來，我發現他們大多數人是因為沒有把握好灸量所致。

古時候沒有「灸量」這個說法，但那時候有「灸之生熟」的說法。《備急千金要方》裡指出：「頭面目咽，灸之最欲生、少；手臂四肢，灸之欲須小熟，亦不宜多；胸背腹灸之尤宜大熟；其腰脊欲須少生。」在這裡所說的「生」就是少灸的意思，「熟」就是多灸的意思。

少灸或多灸是根據患者體質、年齡、施灸部位、所患病情等多方面決定的，因此施灸的量是一個有講究的問題。

那麼究竟如何把握施灸的量呢？我總結了以下幾點：

一般來說，小孩子、青少年灸量要小，中老年灸量宜大；病輕的人灸量宜小，病重的人灸量宜大；體質好的人每次灸量可大，但累計療程要短；體質虛弱的人每次灸量可小，但整個療程要長；所取穴位皮肉淺薄的（如頭面、四肢等）宜以小灸量；皮肉厚實的（如腰腹、臀部等）宜以大灸量。

我們又如何控制灸量的大小呢？影響艾灸灸量大小的因素包括灸火大小、艾灸的壯數、施灸的時間長短、施灸的頻率以及被施灸者的灸感。

灸火的大小取決於艾炷的大小，灸炷越大灸火越大，灸炷越小灸火越小；艾灸的壯數越多灸量自然就越大，艾灸的壯數越小灸量自然越小；艾灸的時間越長灸量就越大，艾灸的時間越短灸量就越小；艾灸的次數越多灸量就越大，艾灸的次數越短灸量就越小；灸感就是對艾灸的感覺，有的人僅要求局部溫熱感，有的人則要求有燙灼感，可按被施灸者的反應而加以控制。

當然，要掌握好灸量不是一兩天的事，需要長期的經驗判斷

和總結，這樣才能對灸量的掌握做到得心應手，對於艾灸的應用才會變得越來越嫻熟。

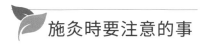 施灸時要注意的事

盡管艾灸有千般好處，但艾灸並不是隨便使用的。有的人不管哪裡都進行艾灸，結果皮膚薄的地方可能會被燙傷；有的人為了美容在臉上胡亂地艾灸，結果卻影響了容貌。因此，在進行艾灸前，我們一定要對灸法的特點以及操作方法等有一個全面的了解，這樣才能有的放矢。

注意施灸的時機和部位

當過於疲勞時不宜進行艾灸；吃得太多或飢餓時不宜進行艾灸；飲酒過多、情緒不穩定時不宜進行艾灸；出現高燒、昏迷時不宜進行艾灸。

敏感地帶如乳頭、陰部、睪丸等地方不能進行艾灸；皮膚比較薄的地方、筋肉結聚的地方、有大血管的地方、心臟附近、眼球附近也不要輕易艾灸。此外，嬰幼兒的囟門、關節處不要進行直接灸。

注意室內溫度和通風換氣

在整個艾灸的過程中，要調節好室內的溫度。因施灸時要暴露部分身體部位，在冬季我們要注意保暖，在夏天時我們要預防中暑。另外，艾灸時不可避免要產生艾煙，因此還要做好

通風換氣工作。

注意體位和穴位的準確性

因為艾灸的時間一般比較長，所以體位的選擇一方面要適合艾灸的需要，另一方面還要舒適、自然。選好體位後，我們還要根據處方找準穴位，以保證艾灸療效。

注意施灸順序和灸量

如果我們所灸的穴位比較多而且分散，這時一般按著先上後下，先背部後胸腹，先頭身後四肢的順序進行。我們剛開始艾灸時一定要用小灸量，然後逐漸增加到大灸量，不要一下子就用大灸量，有的人可能受不了，要循序漸進地灸。

注意避免燙傷

對於皮膚感覺遲鈍的人或小孩子來說，他們對溫度的感覺能力要弱一些，在為他們艾灸時，我們可以把食指和中指放在施灸的皮膚上，以感知灸火的大小，這樣可以有效防止燙傷。

注意安全用火

很多人在艾灸之後沒有及時熄滅艾火，或者自以為已經熄滅結果卻又復燃。最佳熄滅灸火的方法是隔絕空氣，而不是用水。用水的方法可能會因為熄滅不徹底而導致艾火復燃，另外也不利於艾條的再次使用。

如果家裡沒有專門的艾條滅火裝置，我們可以找一個比艾條稍大一點的瓶子，然後把燃著的艾條放進去，蓋上蓋子，阻斷空氣，艾條很快就會熄滅了。

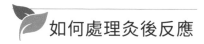

如何處理灸後反應

很多人在進行艾灸後身體會出現一些反應，有的人會感覺頭暈、噁心、全身無力，有的人還會上火，感覺口乾舌燥，也有的人皮膚會起疱，出現紅疹等。有的人就會來問我這些情況正常嗎？如何處理呢？

事實上，人與人之間的體質不同，在進行艾灸時就會出現不同的灸後反應，這些灸後反應其實是正常的良性反應，我們不必大驚小怪。出現這些反應後最重要的是如何處理。

紅暈和灸痕是最常見的灸後反應。像這種情況，一般不做處理，幾小時後就沒了。如果灸後出現小水疱，這時我們也不用管它，讓其自然吸收就可以了。如果水疱比較大，可用消毒的毫針刺破水疱，放出裡面的液體，再塗上消毒藥水，用紗布包好就可以了。

灸瘡是化膿灸後最明顯的反應，而化膿灸只有產生灸瘡才會出現神奇的治療效果。有的人覺得化膿灸太疼了，怕產生不良後果，不敢嘗試，其實只要我們灸後合理用藥、認真護理，是不會產生不良反應的。在灸瘡化膿期間，一定要保持局部的清潔，可用敷料保護好灸瘡，防止感染，讓其自行癒合。如果有膿液滲出，可用消炎藥膏塗敷。

過敏是一種比較常見的灸後反應。其中過敏性皮疹最為常

見，這時穴位的周圍會出現小紅疹，或全身性風團樣丘疹，全身發熱，特別癢，嚴重的還會感覺胸悶、呼吸困難、臉色蒼白等。一般症狀輕的人停止艾灸後，過幾天就會好了。如果還伴有發燒、煩躁不安等症狀，就需要及時就醫。

上火也是一種比較常見的灸後反應。這時主要表現為口乾舌燥，特別想喝水，這時只要多喝一些白開水就會慢慢緩解。有的人上火還會出現咽喉腫痛、牙痛等症狀，這時也要多喝水或者煮一點綠豆粥來喝，嚴重的可以停灸，等這些症狀過去後，再進行艾灸。

暈灸是一個並不常見的灸後反應，症狀輕的可能會出現頭暈、眼花、噁心、面色蒼白、心慌、汗出等，嚴重的會喪失意識、發生暈倒。一般體質比較弱、精神過於緊張、過於飢餓或有過敏體質的人最容易出現這種情況。如果出現這種情況，症狀輕的，只要停止艾灸，保持空氣流通，靜臥一會兒就會好轉。如果還感覺不舒服，可以給患者喝一杯溫熱的開水。如果患者暈倒，需要及時送醫院處理。

如果把艾比作一種武器，

那麼經絡穴位就好比是靶子，

只有用艾打準靶才能有效防治疾病。

因此，要用好艾灸，

除了掌握必要的艾灸方法，

還要明白人體的經絡和穴位。

現在，我們將開始新的課程，

一起來學習必備的經絡穴位吧。

進階篇

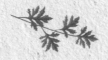

必 須 了 解 的 經 絡 和 穴 位

第 **4** 課
經穴是艾灸起效的關鍵

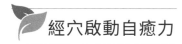 經穴啟動自癒力

什麼是自癒力？自癒力是我們機體的自我調節能力。我們的身體本有大藥，每個人都有這種自身調控的能力。舉個例子，我們平時不小心劃傷了手指，這時會出血，可過一會兒血就自己止住了，然後過幾天傷口就會完好如初。為什麼會這樣呢？這是因為血液裡的血小板是天然的止血藥。

正是因為人體有自癒的能力，所以我們的身體才會不斷地被修復、不斷地成長。當有一天我們的自癒力下降了，就會出現不健康、疾病或衰老。我們要想修復機體、恢復健康、延緩衰老，就要啟動我們的自癒力。

啟動自癒力有很多種方法，經絡和穴位就是最常用的開發自癒潛能的方法。俗話說「求醫不如求己」，當我們掌握了這些方法，我們就可以增強自癒力，以減少疾病的發生，甚至從源頭上祛除疾病，達到治病固本的目的。

我們再來看看什麼是經絡？經絡是運行氣血、聯繫五臟六腑和體表及全身各部的通道，是人體功能的調控系統。《黃帝內

經》中說：「經絡者，所以能決死生，處百病，調虛實，不可不通。」

　　十二經脈是經絡系統的主體，內與臟腑相連接，外與體表相溝通。十二經脈具體包括手太陰肺經、手厥陰心包經、手少陰心經、手陽明大腸經、手少陽三焦經、手太陽小腸經、足陽明胃經、足少陽膽經、足太陽膀胱經、足太陰脾經、足厥陰肝經、足少陰腎經。

　　除了十二經脈，還有八條重要的經脈，即奇經八脈，分別為督脈、任脈、衝脈、帶脈、陰維脈、陽維脈、陰蹻脈、陽蹻脈，它們主要起著調節十二經脈陰陽氣血的作用。

　　「經絡」，除了經脈外，還有絡脈。如果我們把經絡比作是一條大河的話，那麼經脈就是這條大河的主幹，絡脈就是分支、小河流。其中流動的河水就是維持我們生命運轉的氣血。一旦主幹和支流堵塞，河水就不能正常流動；一旦我們的經絡阻塞了，氣血就不能正常流動，我們的身體自然就會生病。

　　當我們的身體將要生病或者剛剛生病，還沒有引起我們注意時，這時刺激經絡上相應的穴位（比如通過艾灸、按摩、刮痧等），就可以治療相應的疾病，正所謂「治外而調裡」。

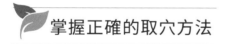

掌握正確的取穴方法

　　穴位就是灸點，是進行艾灸的刺激點，只有找準了穴位才能進行有效的艾灸，正如孫思邈在《備急千金要方》所言：「灸時孔穴不正，無益於事，徒破好肉耳。」平時常用的取穴方法有手指同身寸法、骨度分寸法和自然標誌取穴法。

手指同身寸法

什麼是手指同身寸法？比如，如果你要進行艾灸，那麼就用你自己的手指作為標準量取穴位。注意，一定是你自己的手指，而不是別人的手指，不是幫你艾灸人的手指，因為只有你自己手指的長度、寬度才會與你自身各部位之間存在一定的比例關係。因此，這裡所說的「寸」與我們平時說的「寸」是不一樣的，這裡的「同身寸」只能用在自己身上，不能用在別人身上。手指同身寸主要有下面 3 種。

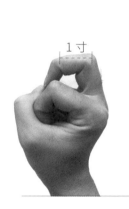

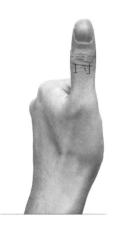

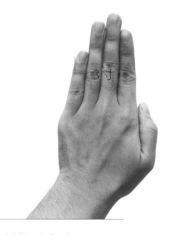

中指同身寸：
把中指屈曲，靠近大拇指這一側兩端紋頭之間的距離是 1 寸。

拇指同身寸：
大拇指的指間關節的寬度是 1 寸。

橫指同身寸：
把食指、中指、無名指、小指並攏，它們的第二關節的寬度是 3 寸。

用手指同身寸來量取穴位非常方便，但這種方法只適用於四肢部取穴的直寸和背部取穴的橫寸，不能用指寸倍量全身，否則容易失準。

骨度分寸法

現代採用的骨度分寸法是在《靈樞經‧骨度》的基礎上，結合歷代醫家的經驗而成。它主要是以骨節為標志，將兩骨節之間的長度折算為一定的分寸。下面是常用的骨度分寸表。

常用骨度分寸表				
部位	起止點	分寸	量法	用途
頭頸部	前髮際正中至後髮際正中	12 寸	直寸	確定頭部經穴的縱向距離
	眉心（印堂）至前髮際正中	3 寸	直寸	
	第 7 頸椎棘突下至後髮際正中	3 寸	直寸	確定前或後髮際及其頭部經穴的縱向距離
	前額兩髮角之間	9 寸	橫寸	確定頭前部經穴的橫向距離
胸腹部	兩乳頭之間	8 寸	橫寸	確定胸腹經穴的橫向距離
	胸骨體下緣至臍中	8 寸	直寸	確定上腹部經穴的縱向距離
	臍中至恥骨聯合上緣	5 寸	直寸	確定下腹部經穴的縱向距離
背腰部	肩胛骨內緣至後正中線	3 寸	橫寸	確定背腰部經穴的橫向距離
	肩峰緣至後正中線	8 寸	橫寸	確定肩背部經穴的橫向距離
上肢部	腋前、後紋頭到肘橫紋（平肘尖）	9 寸	直寸	確定上臂部經穴的縱向距離
	肘橫紋至腕掌（背）側橫紋	12 寸	直寸	確定前臂部經穴的縱向距離
下肢部	股骨大轉子至膕橫紋	19 寸	直寸	確定下肢外後側足三陽經穴的縱向距離
	膕橫紋至外踝尖	16 寸	直寸	確定下肢外後側足三陽經穴的縱向距離
	恥骨聯合上緣至股骨內上髁上緣	18 寸	直寸	確定下肢內側足三陰經穴的縱向距離
	脛骨內側髁下緣至內踝尖	13 寸	直寸	

自然標誌取穴法

自然標誌取穴法，主要是根據人體表面的明顯特徵作為標誌來取穴。常見的有固定標誌法和活動標誌法。

固定標誌法：以我們身體表面固定不變又有明顯特徵的部位來取穴。比如，我們常用的神闕穴、氣海穴、關元穴，是以肚臍為標誌的；在兩個乳頭中間我們可以找到膻中穴。

活動標誌法：根據我們身體局部活動後出現的隆起、凹陷、孔隙、皺紋等來取穴。比如，我們要找後溪穴，只需握拳，在第5指掌關節，掌橫紋頭處即是。

這裡我再教大家一個方法，就是找阿是穴。「阿是」最早出於吳語，是「是不是」的意思。阿是穴既沒有一定的名稱，也沒有固定的部位，它是以痛點為穴，哪裡痛就灸哪裡，找到痛點就可以進行艾灸。

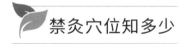

禁灸穴位知多少

古人對針灸的禁忌穴位有很多，比如《針灸甲乙經》中就提到了禁灸的穴位有頭維、承光、腦戶、啞門、下關、耳門、人迎、絲竹空、白環俞、乳中、石門、氣沖、淵腋、經渠、鳩尾、陰市、（膝）陽關、天府、伏兔、地五會、瘈脈等。

到清代，一些醫家總結出的禁灸穴達到了47個，這些穴位分別是啞門、風府、天柱、承光、頭臨泣、頭維、絲竹空、攢竹、睛明、素髎、口禾髎、迎香、顴髎、下關、人迎、天牖、天府、周榮、淵腋、乳中、鳩尾、腹哀、肩貞、陽池、中沖、

少商、魚際、經渠、地五會、陽關、脊中、隱白、漏谷、陰陵泉、條口、犢鼻、陰市、伏兔、髀關、申脈、委中、殷門、承扶、白環俞、心俞、腦户、耳門。

這些穴位大多分布在我們的頭面、重要臟器以及體表大血管附近。我想古人認為這些穴位之所以被禁忌，大多與它們分布的位置有關，因為古人所用多為直接灸。比如，對頭面穴位進行直接灸肯定會影響美觀，在重要臟器和大血管附近直接灸則可能傷及臟腑氣血。

到了現代，隨著艾灸的發展以及人們對人體的進一步認識，古人認為的禁灸穴位大都可以用艾條進行溫和灸，一般不會對人體造成損害。

第5課
受益終身的12個艾灸保健穴

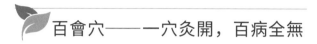
百會穴——一穴灸開，百病全無

百會穴位於頭頂部，是頭部陽氣會聚的地方。在這裡，「會」就是聚會，「百」就是很多的意思，指很多經脈都聚在這裡。百會穴位於頭頂的正中央，督脈、足太陽膀胱經、手少陽三焦經、足少陽膽經、足厥陰肝經這5條經脈都匯合於此，是人體經絡氣血運行的要道，也是頭部保健、調理全身的大穴。

艾灸百會穴，可以醒腦開竅、升陽固脫、益氣固本、調節五臟六腑經氣，暢達全身氣機。現代醫學研究認為，艾灸百會穴能增強我們的免疫功能，增加大腦血流量，改善腦部血液循環。可以說，百會穴是益氣壯陽的首選穴，對於一切虛症都有效。不管你是頭痛、鼻塞、頭重腳輕、痔瘡，還是高血壓、低血壓、宿醉、失眠、焦躁等，艾灸百會穴都有效。

百會穴怎麼找？非常好找，我們只要將兩手的大拇指頭放入兩側的耳眼裡，然後用兩手的中指朝頭頂伸直，環抱頭頂，兩手指按住頭部，指尖相觸的地方就是百會穴。這時我們如果用手指壓一下，會有輕微的痛感。

現代人工作緊張、任務重、壓力大，睡不著覺是常有的現象，這時你可以艾灸百會穴。有一次，一位朋友找到我說他最近失眠嚴重，讓我幫著想想辦法。我這位朋友是公司的高級主管，負責著公司的人事工作，工作壓力特別大，經常是早出晚歸，讓家人也頗有微詞，但是工作需要他，他又不得不面對公司這些大大小小的問題。

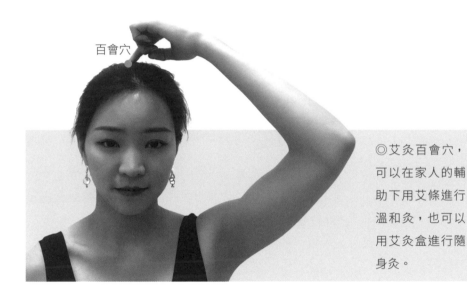

百會穴

◎艾灸百會穴，可以在家人的輔助下用艾條進行溫和灸，也可以用艾灸盒進行隨身灸。

　　看到他一臉疲憊的樣子，我勸他：「把工作先放一放吧，否則你真會累壞的。」「唉，哪放得了啊，您也知道，人事這塊就我一個主管，我不管誰管啊！」他無奈地訴苦。我告訴他：「你這種失眠情況就是因為操心太多了，我現在能治得了你的失眠，但是如果你不停下來，放慢腳步，再好的藥也治不了你的失眠。」

最後，我讓他回去自己艾灸百會穴，方法也非常簡單，就是去藥店買幾盒艾條，讓家人幫忙，把艾條的一端點燃，離百會穴2～3公分，施回旋灸，以溫熱為宜，每次灸20分鐘左右，最好在每天晚上臨睡前施灸1次，灸3個月。我這位朋友按著我說的，把工作盡量放一放，然後每天用艾條灸1次，3個月後睡眠恢復正常。

有的人覺得這種方法一個人不能操作，還要請人幫忙，多少有些麻煩，不利於天天堅持，我們可以換用艾灸盒進行，或者採用隔薑灸。每次灸20～30分鐘左右，一般3個月左右便能改善失眠問題。

平時上班感覺特別累、身體沒勁兒的人也可以用這個方法進行艾灸，這種方法補氣的效果特別好。當你感到疲勞的時候，艾灸百會穴10分鐘左右，身體就會感覺特別輕鬆。

那些愛喝酒的人最能體會到宿醉的滋味，頭痛、頭暈、噁心等症狀讓人難受得不行，這時點燃艾條，撥開頭髮，直接灸幾分鐘就會感覺舒服多了。

女性朋友到了中年大多都會有更年期綜合症，出現一系列程度不同的症狀，如月經變化、面色潮紅、心悸、失眠、情緒不穩定等，這主要是女性朋友在絕經前後腎氣漸弱，天癸漸竭，生殖能力降低或消失，由於素體差異及生活環境影響，不能適應這種生理變化，使陰陽失去平衡，臟腑氣血不相協調而致。這時女性朋友每天可以用隔薑灸的方法艾灸百會穴，每次灸10分鐘左右，天天堅持，效果也不錯。

百會穴就像一個全能的穴位，「一穴灸開，百病全無」，也是一個易於操作的穴位，唯一需要我們做的是「每天堅持、

堅持、再堅持」，只有這樣才能取得真正的效果。

大椎穴──清熱解表，振奮陽氣

　　大椎穴是督脈上一個非常重要的穴位，而督脈對全身陽經脈氣有統率、督促的作用，有「陽脈之海」的說法，因此大椎穴可以看作是「陽中之陽」。《針灸甲乙經》中這樣說：「大椎，三陽、督脈之會。」意思是說，大椎穴是督脈與手部三陽經的交會穴，所以這裡的陽氣特別足。我們只要給大椎穴適當的刺激，就可以振奮陽氣，預防疾病。

　　怎麼樣找到大椎穴呢？取穴的時候，低下頭，手指順著脖子後面往下摸，一直摸到脖子下面一塊突出的骨頭，在它的下面有個小凹陷，那就是大椎穴。

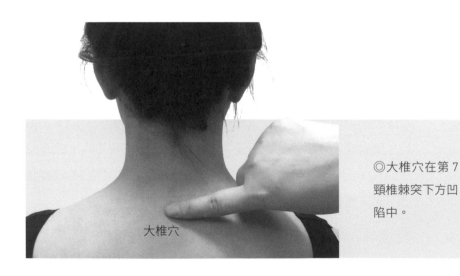

大椎穴

◎大椎穴在第 7 頸椎棘突下方凹陷中。

應用大椎穴最常見的方法是針刺放血。有的人患了風熱感冒，這時中醫就會用三稜針在大椎穴上放幾滴血，隔一天再放 1 次，一般感冒就會好多了。這是應用了大椎穴清熱解表的作用，針刺放血可以瀉熱，一般感冒發燒都可以通過這個穴來調理。

也有的人用針刺大椎穴的方法來治痤瘡，當然一定是內熱引起的痤瘡才有效。操作起來也非常簡單，就是把大椎穴處的皮膚捏著提起來，用三稜針迅速點刺（1～2 針就可以），然後擠壓出幾滴血就可以了。

現代人得頸椎病比較多，如果是剛開始頸部肌肉有些僵硬，拍片陽性也不明顯，這樣的人可以對大椎穴進行放血，有一定的效果。但是如果有上肢麻木症狀，就不宜用這個方法。

其實除了針刺外，艾灸大椎穴也有非常好的保健作用。艾灸大椎穴，對用腦過度引起的疲勞、頭脹、頭暈，伏案或低頭過度引起的頸椎不適，血管緊張性頭痛、後背冰冷等非常有效。現代研究發現，艾灸大椎穴可增加淋巴細胞的數量，可有效提高機體細胞的免疫功能。

有的人晚上加班時總感覺後頸發涼，這是因為頸椎受寒所致，這時可以對大椎穴進行艾灸。我們說大椎穴是陽氣很足的穴位，對其進行艾灸可以行氣活血、溫陽散寒。對大椎穴進行艾灸，可以用溫和灸。

艾灸時，把點燃的艾灸對準穴位，距穴位皮膚 2～3 公分，以感覺溫熱、舒適為度。每天溫和灸 1～2 次，每次灸半小時左右，10 天為 1 個療程。一般用 1～2 個療程後就感覺頸椎舒服多了。

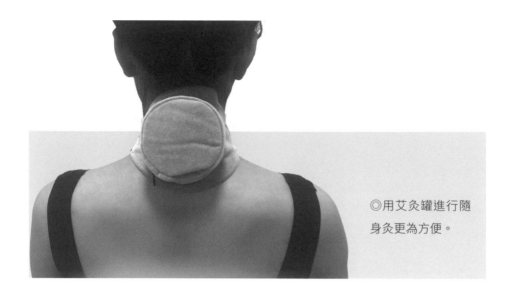

◎用艾灸罐進行隨身灸更為方便。

經常愛感冒的人可以常灸大椎穴，可以用艾條灸，也可以用艾灸盒、隨身灸施灸。如果身材較胖，可以用雙孔的艾灸盒施灸，點燃後往裡面放入兩根艾條；如果比較瘦，使用單孔的就行了，每次艾灸 10～20 分鐘。

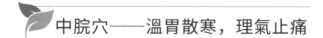

中脘穴——溫胃散寒，理氣止痛

中脘穴是足陽明胃經的募穴。什麼是募穴？它是臟腑之氣輸注於胸腹部的特定穴位，這個地方最能反映臟腑功能的盛衰，所以可以用來診治相應臟腑的疾病。中脘穴是胃的募穴，所以一般的胃病都可以找這個穴來治。

經常艾灸中脘穴可以調理脾胃功能，促進營養物質的消化吸收，使人體的氣血充盛，新陳代謝旺盛。中脘穴既是重要的

治療用穴，也是保健要穴，平時脾胃虛弱、不愛吃東西、胃寒的人可以常灸此穴。

　　這個穴位怎麼找呢？中脘穴就在我們肚臍正上 4 寸的位置。當然，這裡的「寸」指的是同身寸。我們可以用手指同身寸的方法找到這個穴位，以肚臍為標志，肚臍上方一個拇指加上四指的寬度處就是此穴。

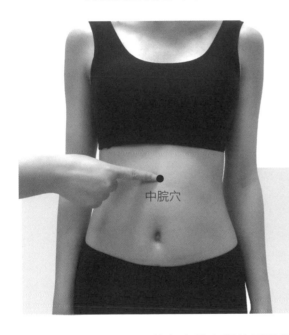

中脘穴

◎中脘穴的定位，除了手指同身寸，還有一個方法，就是找到肚臍與胸劍聯合的中點，即是中脘穴。

　　艾灸中脘穴對於因胃寒引起的胃痛最有效果。生活中我們能遇到很多胃不好的人，特別是經常熬夜加班的上班族，不按時吃飯或吃了生冷食物，都容易導致胃寒，出現胃痛、不愛吃東西、噁心、泛酸等症狀，尤其是天氣轉涼時胃痛就會變得更明顯。像這種情況我在臨床上多採用溫胃散寒、理氣止痛的方法進行治療，而艾灸中脘穴就有散寒止痛的功效。

艾灸中脘穴可以採用溫和灸、隔薑灸、艾灸盒灸等方法。

溫和灸，就是將艾條一端點燃，距離穴位約 3 公分，懸灸 10 ～ 20 分鐘，以局部皮膚溫熱紅暈，而不感到灼燒疼痛為度。

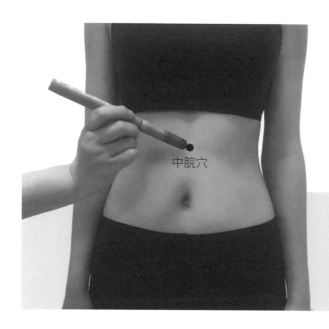

中脘穴

◎在施灸過程中，我們還可以做小幅度回旋灸，以緩解局部皮膚溫度過高引起的不適。

用隔薑灸的效果也不錯。把鮮薑切成約一元硬幣大小的薄片，中間用針刺幾個小孔，置於中脘穴處，取青豆大小的艾炷放在薑片上。當艾炷燃盡，再換另一艾炷施灸。每次灸 5 ～ 7 壯，以使皮膚紅潤而不起疱為宜。

用艾灸盒灸就更簡單了，先把一端點燃的艾條插進艾灸盒裡，再將艾灸盒固定在中脘穴處，每次灸 15 ～ 20 分鐘，感覺胃有一種溫熱感就可以了。

腎俞穴——益腎溫陽，填精補髓

腎俞穴是足太陽膀胱經上的保健要穴。腎俞，「腎」是腎臟，「俞」有輸送的意思。腎俞，意指腎臟的寒濕水氣由此外輸膀胱經。腎主藏精，對人體的生長發育和生殖有重要的作用，是人體陰陽的根本。因此，經常刺激腎俞穴，可補腎益精，防治腎虛所致的遺精、陽痿、月經不調、帶下、不孕、不育、腰膝痿軟等症狀。

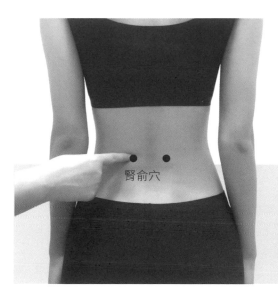

腎俞穴

◎腎俞穴很好找，它就在我們的腰部，腰部與肚臍眼正對的位置是第 2 腰椎，左右旁開1.5 寸的地方就是腎俞穴。

很多中老年人一到了冬天腿腳開始變得不好使了，感覺腰膝痿軟無力，手腳冰涼，晚上總是起夜。為什麼會這樣呢？這是因為腎喜暖怕冷，冬天寒冷的氣候傷害了腎臟的陽氣。腎主骨，對腰腿膝關節的運動有直接的調節能力。因此，冬天當腎的陽氣受損時，就會出現腰膝痿軟無力的情況。

女性朋友這時更要注意，多數女性朋友陽氣偏弱，到了冬天更容易出現手腳冰涼、月經不調、閉經等問題。當腎中陽氣不足，沒有能力蒸騰水液，大量水液就會下注膀胱，這樣自然就會出現尿頻、尿急、夜尿增多等問題。

這時最好的辦法就是艾灸，艾灸腎俞穴可以補腎益精、溫陽散寒、強腰止痛。艾灸腎俞的方法有很多，比如溫和灸、隔薑灸、艾灸盒灸等。

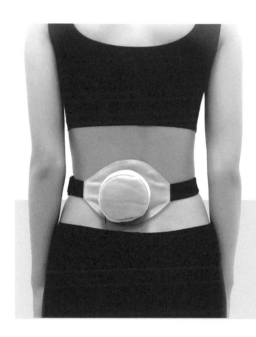

◎用艾灸罐進行隨身灸，對於腎俞穴特別適用。

對於糖尿病朋友出現的尿多尿頻、頭暈目眩、腰膝痠軟等症狀，艾灸腎俞穴也是一個不錯的方法。有這樣一位有兩年病齡的糖尿病朋友，出現了蛋白尿，這說明他的腎臟出現了一些問題，於是我對他的飲食和用藥進行了調整。同時，我還叮囑他每天堅持艾灸腎俞穴，以增加腎臟的血流量，改善腎功能。

我告訴他用艾條溫和灸就可以,每次灸 10 ～ 20 分鐘。每天灸 1 次,每個月灸 20 次。這種灸法有溫補腎陽、暢達氣血的功效。經過半年的堅持,這位患者腎臟的血流量增加了,腎臟的血液循環也改善了。

除了艾灸,我們平時還可以配合按摩。比如用手揉搓腰部兩側的腎俞穴,先把兩手掌摩擦至熱後,將掌心貼於腎俞穴,如此反復 3 ～ 5 分鐘。也可用手指按揉腎俞穴,按揉至腰部微微發熱,出現痠脹感為宜。或者用雙手握空拳,邊走邊擊打兩側腎俞穴,每次擊打 30 ～ 50 次即可。

 ## 關元穴──守住丹田,留住真元

我們常在一些武俠小說裡看到,有人受傷後會氣運丹田來治病,其實這個丹田指的是下丹田,就是我們所說的關元穴所在的位置。

我們的祖先在養生中特別看重丹田這個位置,認為它就是練就長生不老丹的不二之選。這就像種庄稼需要田地一樣,這個位置就是種「丹」的田地。一說「丹」,朋友們一定會覺得挺神祕的,如果我們將「丹」理解成「元氣」,就容易明白了。

關元,這裡的「元」指的就是元氣,是我們生命根本的原動力。隨著人的年齡越來越大,人的元氣就會不斷被消耗。這時怎麼辦呢?這時就需要我們及時「關」上,平時我們多刺激關元穴,就有封藏一身元氣的作用。

關元穴是任脈上一個非常重要的保健穴位,同時也是小腸的

募穴和足三陰經的交會穴，所以對任脈、小腸和足三陰經都有一定的調理作用，具體來說，主要有通調衝任、培補元氣、溫陽補腎的作用。

要找到關元穴也很簡單，肚臍直下量出四指寬（3寸）的距離，就是關元穴。

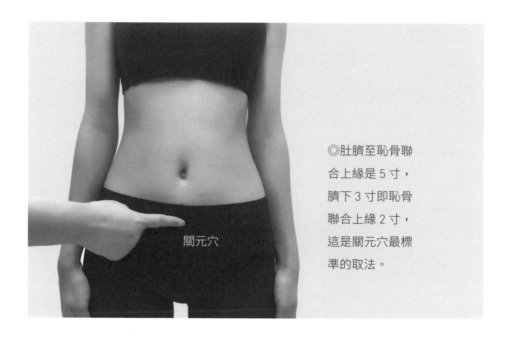

關元穴

◎肚臍至恥骨聯合上緣是5寸，臍下3寸即恥骨聯合上緣2寸，這是關元穴最標準的取法。

刺激關元穴最好的方法就是艾灸，尤其是中老年人、陽氣虛衰、真元不足的人最好多灸此穴。需要注意的是，青壯年身體好的人或有內熱的人要慎用，比如兩眼乾澀、面部烘熱、口咽乾燥、五心煩熱、潮熱盜汗以及便祕的人最好不要艾灸關元穴，否則容易使邪熱內鬱。

艾灸關元穴的方法有很多，可以直接灸、溫和灸，也可以隔薑灸、艾灸盒灸。

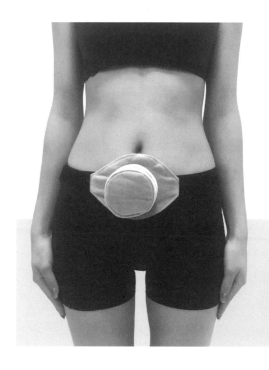

◎用艾灸罐進行隨身灸，對於關
元穴，特別適合。

　　一般為了保健養生，一年艾灸一兩次關元穴就可以了，灸時最好選在春分、秋分的時候。《扁鵲心書》上說：「每夏秋之交，即灼關元千壯，久久不畏寒暑。人至三十，可三年一灸臍下三百壯；五十，可二年一灸臍下三百壯；六十，可一年一灸臍下三百壯，令人長生不老。」古時說的三百壯，是直接灸，如果受不了直接灸的疼痛，可以用隔薑灸或溫和灸，只要長期堅持，效果也一樣很好。

　　春夏秋冬四季轉換之時正是人體保健的最佳時機，所以每年的春分、夏至、秋分、冬至，我們都可以灸一灸自己的關元穴，這是一種順時養生的方法，可以扶助自己的正氣，抵禦外界的邪氣。如果順便灸灸肚臍下的氣海穴（此穴位於肚臍與關元穴的中點），溫陽補氣的效果就更好了。

曲池穴——清熱解表，通利關節

曲池穴是手陽明大腸經上的合穴。什麼是合穴？「合」即匯合之意，經氣充盛，由此深入，進而匯合於臟腑，恰似百川匯合入海，所以稱為「合」。曲池穴是氣血匯合的地方，而陽明經是多氣多血的經脈，經脈氣血就好像水流一樣注入池中，因此曲池穴對全身的氣血有很好的調節作用。

我們在找曲池穴時，可屈肘，在肘部會出現橫紋，在肘橫紋末端（靠臂外側，即肱骨外上髁內緣）的凹陷處就是曲池穴。

曲池穴也是宋代馬丹陽治雜病十二穴之一，是臨床常用的健身保健穴之一。曲池穴的陽氣很足，可以疏風解表，清熱退燒，是治療熱病的主穴。《備急千金要方》中這樣說：「發熱仗少沖、曲池之津。」我們在臨床上經常用它來治療感冒發熱、咽喉腫痛、目赤腫痛、牙齦腫痛及熱病。

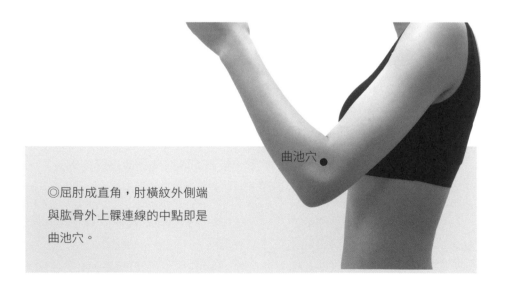

曲池穴

◎屈肘成直角，肘橫紋外側端與肱骨外上髁連線的中點即是曲池穴。

由於曲池穴是大腸經的合穴，而大腸與肺相表裡，肺主皮毛，所以曲池穴可以宣通肺氣，疏泄蘊於肌膚之邪，還能清泄陽明積熱，達到疏風邪、清血熱的作用。因此，我們也常用它來治療痤瘡、風疹、濕疹、瘡疥、丹毒等皮膚疾病。我在臨床上就常用曲池穴和合谷穴治療由脾胃濕熱引起的痤瘡。

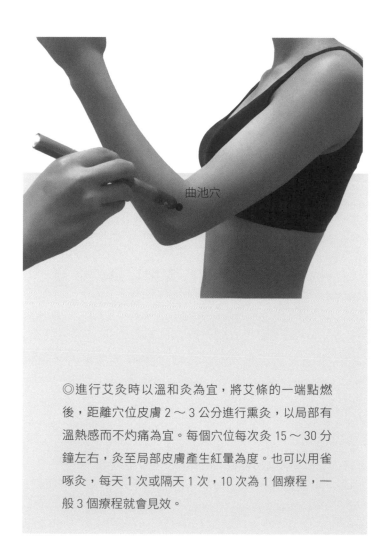

曲池穴

◎進行艾灸時以溫和灸為宜，將艾條的一端點燃後，距離穴位皮膚 2 ～ 3 公分進行熏灸，以局部有溫熱感而不灼痛為宜。每個穴位每次灸 15 ～ 30 分鐘左右，灸至局部皮膚產生紅暈為度。也可以用雀啄灸，每天 1 次或隔天 1 次，10 次為 1 個療程，一般 3 個療程就會見效。

曲池穴位於肘關節附近，艾灸曲池穴可以溫經散寒、舒筋活血，使手臂變得更加靈活，對於肩周炎、肘關節炎、網球肘等也有一定的防治作用。

我在臨床上遇到過一位網球肘患者，這位患者平時愛打網球，可是最近總是感覺肘關節外側痠困和輕微疼痛，尤其是肘關節向外上方活動時疼痛加重，手不能用力握東西，甚至提個水壺、擰個毛巾都感覺疼痛。我告訴他這是典型的網球肘症狀，用艾灸就可以治療。我讓他用艾條直接做溫和灸，點燃艾條，對曲池穴進行熏灸，每次灸 15 ～ 20 分鐘。5 天 1 個療程，中間間隔 1 ～ 2 天。這位患者連做了兩個療程就基本痊癒了。

曲池穴也是治療糖尿病不可或缺的穴位。直接灸曲池穴，對於糖尿病出現消谷善飢、形體消瘦、大便乾結、齒燥口渴等中消症狀非常有效。

此外，作為大腸經的合穴，刺激曲池穴還可以調節胃腸功能，防治腹瀉、便祕等胃腸疾病。古人還認為曲池穴是「目灸」的名穴，艾灸曲池可以使眼睛變得更明亮，提高視力，對眼瞼炎、結膜炎等眼病也有很好的治療效果。

神門穴——清心安神，瀉火涼營

神門穴是手少陰心經的原穴，中醫有「五臟有疾當取十二原」之說，意思是說五臟生了病，應該用十二經脈的原穴來治，而神門穴就是心經的原穴，具有安定心神、瀉心火的作用。

神門穴在腕橫紋小指側端的凹陷處。取穴時，我們可以將手掌朝上，手掌小魚際上角有一個突起的圓骨，從圓骨的後緣向上用手按，能按到一條大筋，這條筋的橈側緣與掌後橫紋的交點就是神門穴。

艾灸神門穴對失眠有較好的效果。中醫認為，人之所以失眠與我們身

體的多個臟腑有關，比如心、肝、脾、腎等，但最主要的部位在心，與心神的安定與否有直接關係。因為心藏神，心神安，則能眠，心神不安，則不能眠。現代人大多數失眠多是因為想事太多，工作過累，損傷心脾而發病。心氣受損，心血不足，心神失養，就不能很好地入睡。

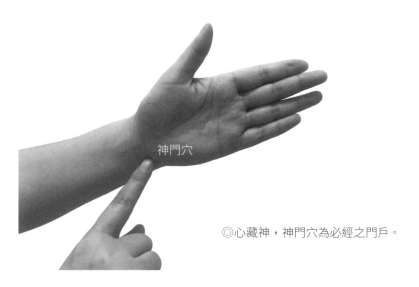

◎心藏神，神門穴為必經之門戶。

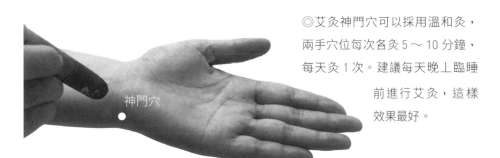

◎艾灸神門穴可以採用溫和灸，兩手穴位每次各灸 5～10 分鐘，每天灸 1 次。建議每天晚上臨睡前進行艾灸，這樣效果最好。

神門穴除了治療失眠外，對於冠心病、高血壓、癲癇等都有很好的療效。神門穴有調整陰陽的功效，所以艾灸神門穴對於陰虛陽亢型高血壓有不錯的效果。這種類型的高血壓患者主要表現為眩暈、腰痛、耳鳴、頭脹痛，容易發脾氣，失眠多夢，眼睛發紅，口苦。像這種情況，平時我們可以多用溫和灸。

　　神門穴還能幫助我們調節情緒。當心情低落時，很容易產生悲觀情緒，整個人也會變得沉默寡言，行動與反應變得遲鈍，容易偏激、衝動，無法控制自己。這時你可以多用溫和灸對神門穴進行艾灸，用不了多久你的心情就會變得愉悅起來。

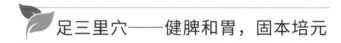

足三里穴——健脾和胃，固本培元

　　足三里是胃經的合穴，合穴是五俞穴之一，是全身經脈流注會合的穴位。足三里是一個滋補強壯穴，同時也是多面手，有通調百病的作用，尤其是腸胃的問題。中醫有句口訣說：「肚腹三里留。」也就是說，凡是肚腹腸胃的問題都可找它來治。我在給人們講解中醫時，提到最多的就是足三里穴。

　　中醫裡有句話說得好：「常拍足三里，勝吃老母雞。」足三里怎麼和老母雞放在一起比喻呢？因為老母雞補益身體的作用非常好，對於久病體虛的人頗為適宜。人們在與疾病不斷做鬥爭的過程中，發現經常刺激足三里具有比吃雞肉更好的效果，於是就有了這句養生保健的俗語。

　　這個穴位這麼好，我們如何準確定位呢？坐在椅子上，當

我們把腿屈曲時，可以看到在膝關節外側有一個凹陷，這就是外膝眼，從外膝眼直下四橫指，距脛骨前緣一橫指（中指）處就是足三里。

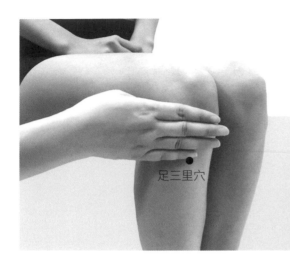

足三里穴

◎足三里穴在小腿外側，其標準定位為犢鼻穴下3寸，犢鼻穴與解溪穴的連線上。

　　想要透過足三里來防病治病，最好的辦法就是艾灸。艾灸對人體機能的調整具有整體性，透過艾灸足三里，可以很好地促進身體氣血的運行，提高我們身體的免疫功能，從而發揮其防病強身、延年益壽的作用。《針灸神書》認為足三里可「治胃中寒，心腹脹滿，胃氣不足，腹痛食不化，此穴諸病皆治，及療食氣水氣，蠱毒痎癖，四肢腫滿，膝痠痛，目不明，五勞七傷，胸中瘀血，乳癰」。

　　艾灸足三里對不同人群也有不同的保健功效。比如，女性朋友如果經常艾灸足三里，可以讓面色保持紅潤，常保年輕容顏；男性朋友如果經常艾灸足三里，可以使筋骨變得強壯，精力更加充沛。尤其是過了 30 歲的男人，艾灸足三里尤為重要。我國唐代著名醫學家王燾在他所著的《外台秘要》中這樣說：「凡人

年三十以上若不灸三里，令人氣上眼暗，陽氣逐漸衰弱，所以三里下氣也。」也就是說，人過了30歲，尤其是男人，灸足三里可補氣壯陽，不會出現氣短、兩眼昏花的問題。

如果是單純的養生保健，我們多用溫和灸，操作起來非常簡單。操作時先將艾條的一端點燃，對準足三里，距離大約2～3公分左右進行熏灸，局部有溫熱舒適感就可以了。一般每側的足三里穴可以灸10～15分鐘，直到皮膚稍呈紅暈為宜，隔天施灸1次，一個月灸十餘次左右就夠了。中老年人可在每天臨睡前半小時左右進行溫和灸。

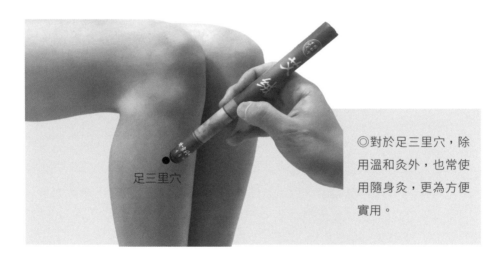

足三里穴

◎對於足三里穴，除用溫和灸外，也常使用隨身灸，更為方便實用。

很多上班族長時間坐在辦公室內，難免感覺體乏肢痠，這時可在休息時間艾灸足三里穴，再輔以按摩湧泉穴。艾灸、按摩時以感覺痠脹為度，每次5～10分鐘，就會感覺疲勞頓消，步履輕盈，可以收到立竿見影的功效。

陽陵泉穴──疏泄肝膽，清利濕熱

　　陽陵泉穴是足少陽膽經上的重要穴道之一，它也是膽經的合穴，「合治內腑」，它可以調節和改善肝膽功能，促進膽汁排泄，有利於消化吸收，對肝膽方面的疾病有特別好的療效。此外，它還是和胃制酸的特效穴，我經常用此穴治療噁心、泛酸等症。

　　陽陵泉穴怎麼找呢？非常簡單，我們在取穴時，可採用正坐位，屈膝成 90°，在膝關節外下方、腓骨小頭前緣與下緣交叉處能摸到一個凹陷，這個地方就是陽陵泉穴。

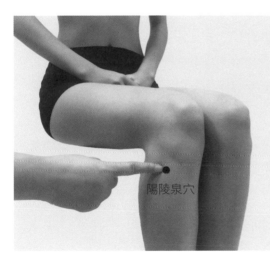

◎膝外側腓骨小頭隆起如山陵，陽陵泉穴在其前下方凹陷中，猶如水泉。

陽陵泉穴

　　陽陵泉穴和其他穴位配伍使用，治肝膽病效果更好。有一次我遇到這樣一位中年女性朋友，她說自己這兩天右腿的外側和右側的腰部特別疼，嘴裡還發苦。我用手按了按她腰部右側的京門穴，她說有痛感；又按了她右腳的丘墟穴，她疼得直叫。我判斷

這是膽經的問題。於是讓她每天在右腿膽經原穴丘墟和合穴陽陵泉進行艾灸，每次溫和灸 10 ～ 15 分鐘，5 天後她就感覺身體舒服多了。

丘墟穴在我們腳外踝的前下方，當趾長伸肌腱的外側凹陷處。這個穴位是膽經原穴，所以膽經和膽囊的問題都可以找這個穴來治，它有疏利肝膽的作用。陽陵泉是膽經的合穴，膽囊的問題在陽陵泉上治，效果也非常好。兩者合在一起使用，具有清泄肝膽、舒筋利節的作用。

陽陵泉同時又是筋的會穴，是筋氣會聚的地方，所以陽陵泉穴也是治療筋病（比如筋脈的牽引、拘攣、轉筋、抽搐和關節的強直、弛緩、屈伸不利等）的主要穴位，特別是對治療下肢筋病有很好的療效。

每年冬天我都會接收很多腰疼的中老年人，中老年人容易受風寒侵襲，出現膝關節局部疼痛、麻木、腫脹，一遇到天氣變化病情就會變得嚴重起來。這時我通常都會給他們艾灸陽陵泉穴，很快就能消除腫脹麻木問題。像這種情況用溫和灸就可以，每次溫和灸 10 ～ 20 分鐘，每天或隔天灸 1 次，1 個月為 1 個療程，一般灸 3 個療程就差不多了。

陽陵泉穴還有瀉肝火的作用，為什麼膽經上的穴位可以瀉肝火呢？因為肝和膽是相表裡的，肝氣是通過膽經來排泄的。平時我們對陽陵泉穴進行溫和灸，便可以起到疏肝利膽的效果，肝火便可順利排出。

不僅如此，艾灸陽陵泉穴還可以緩解老年朋友普遍出現的氣機不通、肝腎虧虛的問題，對於糖尿病多食善飢、形體消瘦等中消症狀也非常有效。

三陰交穴──疏肝理氣，調理衝任

三陰交穴是脾經上著名的大補穴，同時它也是足三陰經（即肝、脾、腎三經）的交會穴，艾灸這個穴位對肝、脾、腎都能起到調節作用。腎為先天之本，脾能統血，肝能藏血，還能調節氣機，可見足三陰經對人體氣血起到了非常重要的作用。因此，經常艾灸三陰交，能使人氣血旺盛，自然百病不生。

三陰交穴怎麼找呢？三陰交穴位於小腿內側，找三陰交時，先找到腳內踝的最高點，然後向上量取四指寬，在脛骨內側緣後方便是此穴。

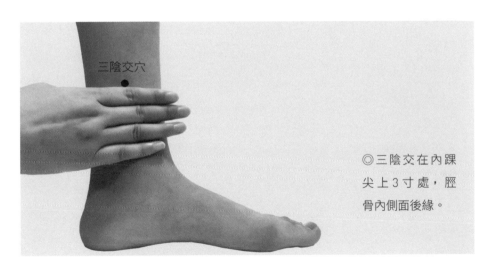

三陰交穴

◎三陰交在內踝尖上3寸處，脛骨內側面後緣。

三陰交穴又叫「女三里」，正所謂「婦科三陰交」，也就是說，只要是婦科病，艾灸此穴都有一定的效果。經常艾灸此穴，可防治月經不調、痛經、白帶多、崩漏、盆腔炎、腹痛、腹瀉、消化不良、神經衰弱等症。可以說，三陰交是女性朋友最好的保健藥。

很多有痛經的女性朋友來找我治療，我都是
通過艾灸三陰交幫她們止痛。我們知道，導致痛
經的主要原因有兩種：一種是氣血虛弱或肝腎虧
損所致，這種情況是虛症；另一種是肝氣不暢，
以致氣滯血瘀，或過於吃寒涼食物，以致經血凝
滯而致，這是實症。無論哪種情況導致的痛經，
艾灸三陰交都有很好的調理效果。

如何艾灸呢？我
們可以對三陰交穴進
行溫和灸或回旋灸。

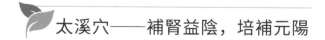

三陰交穴

這兩種灸法都比較簡單，將艾條點燃後，靠近穴位，進行溫和
灸或回旋灸，穴位局部感覺到溫熱舒服為宜，每個穴位每次灸
20 分鐘左右，每天或隔一天灸 1 次，一般 30 天左右就有明顯
效果了。需要注意的是，月經來潮後不要過於強烈刺激這個穴
位，否則可能會引起經血增多。

這個穴位也有很好的美容作用，為什麼這樣說呢？脾的功
能之一是把體內的水濕濁毒運化出去。只要經常溫和灸此穴，
皮膚就會慢慢變得光潔細膩。如果沒時間進行艾灸，平時坐車
或休息時可用手按摩也可以。對於女性朋友來說，這個穴可謂
是無價之寶。

太溪穴——補腎益陰，培補元陽

太溪穴是足少陰腎經的原穴，是腎臟元氣居住的地方。

《會元針灸學》指出：「太溪者，山之谷通於溪，溪通於川。腎藏志而喜靜，出太深之溪，以養其大志，故名太溪。」太溪就是腎經上最大的溪流，可以源源不停滋養人的腎臟之水，與腎的健康緊密相連。

太溪穴在古代又是「回陽九穴」之一，是一個大補穴。我們知道，足三里穴也是一個大補穴，但足三里穴偏重於補後天，而太溪穴偏重於補先天。腎是先天之本，所以要補先天之本就得從太溪穴開始。因為太溪穴是原穴，所以它既能補腎陰，又能補腎陽。凡是與腎和腎經相關的疾病，比如陽痿、遺精、消渴、氣喘、尿頻、失眠、月經不調等，都能通過這個穴來調治。

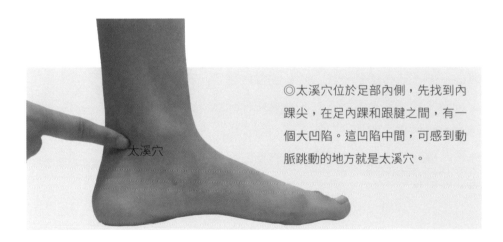

太溪穴

◎太溪穴位於足部內側，先找到內踝尖，在足內踝和跟腱之間，有一個大凹陷。這凹陷中間，可感到動脈跳動的地方就是太溪穴。

太溪穴是人體陽氣匯聚的一個重要地方，一般腎陽虛、體寒的人最適合艾灸這個穴位，可以振奮人體的陽氣。灸的時候最好用溫和灸，以感覺穴位局部皮膚發燙為宜，每次 10 分鐘左右。有的人可能剛開始感覺不到燙，這是因為體內寒氣太重了，這時就要灸得久一點，直到感覺發燙為止。

很多女性朋友體寒，最明顯的症狀就是手腳冰涼。這些與女性愛美、穿著過度裸露有一定的關係。比如，有的女性上班時穿一些低胸的衣服，這樣就暴露了脖子，時間久了就會得頸椎病；有的女性愛穿低腰褲，露出肚臍，寒氣就會從肚臍長驅直入；子宮過於寒冷就有可能引起不孕或月經失調；平時衣服穿得過緊，會導致血液循環變慢，末梢血液循環就會變差，會出現手腳冰冷。

太溪穴

中醫認為體寒是百病之源，這時我們就可以用艾條進行溫和灸，每天或隔天 1 次，每次每穴 10 分鐘左右，一般堅持一個冬天左右就會明顯好轉了。因為艾是純陽之物，艾灸太溪穴就會為身體補充陽氣，將身體裡的寒氣排出體外。艾灸太溪穴除了可以解除手腳冰冷、痛經等煩惱外，還對以後的養生保健具有非常重要的意義。

太溪穴不僅艾灸有效果，平時沒事的時候多按按摩，效果也不錯。尤其是患有慢性腎病，同時表現為水腫、腰痠腿冷、渾身沒勁兒的人更要多按摩太溪穴。還有人經常腳跟疼，這也是腎虛的表現，可以多揉揉太溪穴。

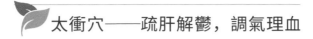

太衝穴——疏肝解鬱，調氣理血

太衝穴是肝經的原穴，也是人體最重要的保健穴之一，它還有「消氣穴」之稱。我們說過「五臟六腑之有疾者，皆取其原」，因此這個穴位治療肝病最好。

太衝穴在哪裡找呢？它在我們足背第一、二蹠骨結合部之前的凹陷處。經常刺激太衝穴，能疏肝解鬱，調理氣血，對脅腹滿痛、頭痛目眩、疝痛、小便不利、月經不調等症有很好的治療效果。

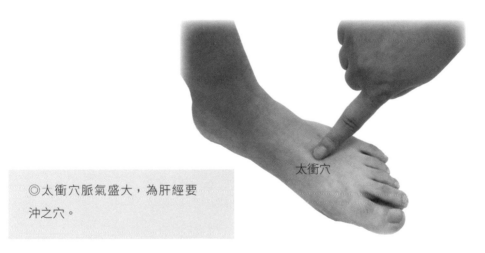

太衝穴

◎太衝穴脈氣盛大，為肝經要沖之穴。

艾灸太衝穴是最能養肝的。那什麼樣的人需要養肝呢？

中醫裡講「肝主筋」，一般肝氣旺盛的人手腳都比較靈活，有些老年朋友感覺自己手上沒勁兒，握不住東西，這都有可能是肝氣虛弱的表現。此外，還有的老年人還會出現腰痠、背疼、腿抽筋等症狀，也可能提示是肝氣虛弱了。

經常加班的上班族也需要養肝，因為肝主藏血，「人臥血歸於肝」，人在睡眠時血可養肝，而長期加班，肝失所養，導致肝氣不舒、肝鬱氣滯，這樣的人最容易鬱悶。

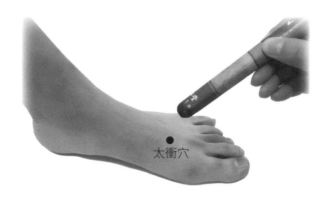

太衝穴

肝氣不舒的人最適合溫和灸太衝穴每次 20 分鐘左右，每天或隔天 1 次，有助於養肝護肝。

有一位中年外企女白領，平時工作總是加班加點的，她說最近自己乳房經常脹痛，到醫院檢查患有乳腺增生，吃了一些西藥效果也不見好。後來她找到我，我為其仔細診脈後，發現她的肝經出了問題，她這種情況是肝氣鬱結所致。

中醫經絡學說認為，女性乳房屬足厥陰肝經，通過衝、任、督三脈與子宮相聯繫。所以如果肝經發生問題，就會在以上部位有所反映。治療這種病需要用疏肝理氣、活血化瘀的方法。我給她開了一些疏肝理氣的藥物，還為她進行了溫和灸太衝穴。經過一段時間的調理後，她感覺身體明顯好多了。

除了艾灸，我們平時還可以利用空閒時間按揉太衝穴。按揉這個穴位時會有些疼，必須反復按揉，直到這個穴位不再疼

痛為止。

　　按揉太衝穴時，如果從太衝穴揉至行間穴（行間穴在足背側第 1、2 趾之間的縫紋頭處），效果會更好。因為行間穴是散心火的，一旦火散到行間就基本上發出去了。需要注意的是，揉的時候是從太衝穴向行間穴的方向揉，一定不要揉反了。

　　另外補充一點，肝開竅於目，肝氣通暢，人的兩個眼睛才會有神采，因此經常艾灸或按揉太衝穴還有增強視力的功效。

艾灸能溫陽補氣，祛寒止痛，溫經通絡，

你可以用艾灸來調理身體，改善亞健康；

你可以用艾灸來美容養顏，延緩衰老；

你還可以用艾灸告別常見慢性病。

即使掌握了艾灸方法和經絡穴位，

當遇到一些常見病症時，

你也可能會不知所措，

不知如何應用，沒關係，

在「實踐篇」的課程中，

我們就來看看如何學以致用。

實踐篇

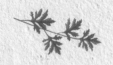

用溫暖的艾灸調養全家

第 **6** 課
用艾灸幫你搞定亞健康

 每天幾次溫和灸，固本培元不疲勞

很多上班族尤其是大城市的上班族都會有這樣的感覺：以前能辦到的事情突然辦不到了，或者想辦到但力不從心，精力無法集中，從內心的深處對自己有一種懷疑和恐懼，連續的體力或腦力疲勞使工作效率下降。出現這種情況就表示我們的身體「有點挺不住了」，是我們的身體過於疲勞了。

過度疲勞也會累死人的，我們身邊有那麼多的精英都是因為「過勞而死」。均瑤集團董事長王均瑤因勞累過度，患了腸癌，英年早逝，年僅 38 歲；著名導演和企業家陳逸飛，因過度勞累導致肝硬化而逝世；網易公司代理 CEO 孫德棣因過度勞累，患上癌症而逝世，年僅 38 歲……這些人大多因為工作時間過長、勞動強度加重、心理壓力過大、存在精疲力竭的亞健康狀態，由於積重難返突然引發身體潛藏的疾病急速惡化，救治不及，繼而失去了性命。

現代人熬夜加班好像變成了一種習慣，而熬夜是導致身體過度疲勞最常見的一個原因。經常熬夜會造成疲勞、精神不振，從而導致免疫力下降，感冒、胃腸道疾病、過敏等神經失調性疾病就易發生。可以說，每次熬夜都是對人體免疫力的一次狠狠打擊。

我有一位忘年交，年紀輕輕就闖出了一片自己的天地，但也正是由於工作的原因，總是熬夜加班。後來總感覺身體疲憊，晚上想睡時卻睡不著覺，白天睡著了又醒不來。本來漂亮的臉蛋上卻起了很多的痘痘，黑眼圈、眼袋也時常光顧她的臉。

　　這可讓我這位愛美的朋友上火了。沒想到，火上澆油，越著急上火，臉上的痘越是層出不窮。後來，她求助於我，我了解了她的生活習慣後，我就警告她：「如果你不改掉熬夜的壞習慣，再好的藥也治不了你的病！」後來，聽了我的話後，她開始慢慢養成良好的生活習慣，保持好心態。我又讓她自己多艾灸，沒過多久，她就恢復了以往的青春活力。

　　有人可能會發出這樣的疑問：「用艾灸也能緩解疲勞嗎？」是的，只要正確運用艾灸，是可以輕鬆緩解疲勞的。具體怎麼做呢？這裡推薦 3 個穴位：關元穴、氣海穴、神闕穴。

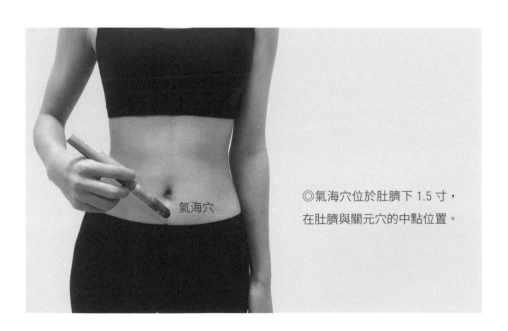

氣海穴

◎氣海穴位於肚臍下 1.5 寸，在肚臍與關元穴的中點位置。

這 3 個穴位可以採用三孔艾灸盒施灸，也可以採用溫和灸分別艾灸。每天每個穴位灸 10 ～ 15 分鐘，以皮膚潮紅為度，堅持灸一週就能感受到變化。

盡管通過艾灸可以緩解疲勞，但是平時還是要多注意休息，勞逸結合，否則再怎麼艾灸也無法解決根本問題。平時我們也要多注意一些過度疲勞的信號，比如，記憶力減退，情緒易怒或悲觀，經常頭疼，感到胸悶，頭暈，沒有胃口，等等，這些都提示我們身體有些疲憊了，要多休息了。

辨症治療，灸治各種頭痛

現代人受頭痛困擾的越來越多，可以說幾乎所有的人都有過頭痛的經歷。為什麼頭痛會越來越多呢？精神疲勞、睡眠不足、情緒激動、不規律的生活和巨大的工作壓力都可能誘發頭痛。而對於每天悶在辦公室的上班族來說，忙不完的工作、開不完的會議、無休止的工作任務，更讓頭痛成了日常工作的家常便飯。

我在臨床中接診的疼痛患者中，將近 1/4 的患者都是來治頭痛的。以前來看頭痛的患者多是老年人，現在越來越多的中青年也加入到頭痛大軍中，這與他們過大的工作和學習壓力有很大的關係。

當我們因為這些頭痛去醫院就診，往往不能檢查出器質性病變，多數醫生會診斷為「緊張性頭痛」、「偏頭痛」、「腦供血不足」等。其實，出現這種頭痛已經說明我們與亞健康為伍了。

艾灸對於這些沒有器質性病變的頭痛來說是非常有效的，但

因為引起頭痛的原因有很多，所以艾灸治頭痛需要辨症論治，不可一概而論。

如果你是前額頭或眉棱骨痛……

如果是前額頭或眉棱骨痛，這在中醫經絡學說裡認為是陽明頭痛。像這種情況我們可以選取手陽明大腸經上的合谷穴和足陽明胃經上的內庭穴。

合谷穴有一個簡便的取法：以一手的拇指指間關節橫紋，放在另一手拇指、食指之間的指蹼緣上，拇指尖下即是合谷穴。

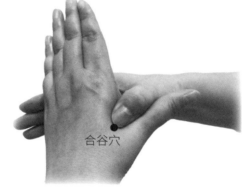

◎合谷穴在手背第 1、2 掌骨間，當第 2 掌骨橈側的中點處。

艾灸這兩個穴位時最好用溫和灸，距穴位皮膚 2～3 公分，每個穴位上分別灸 10～20 分鐘，以感到皮膚溫熱為宜，每週灸 3～4 次就可以了。

◎內庭穴在第二足趾和第三足趾之間的縫隙交叉處。

內庭穴

如果是偏頭痛……

偏頭痛多屬於少陽頭痛。這時我們可以取足少陽膽經上的穴來治，比如膽經上的率谷穴。

我遇到過這樣一位年輕女性患者，她有 4 年的偏頭痛病史。最近由於工作過累，總感覺頭痛，以右側頭部搏動性頭痛為主。每天發作很多次，有時還會感覺噁心欲嘔，精神不集中，後在醫院診為偏頭痛。吃了幾次藥物後也沒有起多大作用，後來找到我，我對她的右側率谷穴進行溫和灸，大約灸了 10 分鐘後，她就感覺頭痛明顯緩解，20 分鐘後疼痛基本消失。

我讓她回家後每天自己灸 1 次，每次 20 分鐘。治療兩天後，她告訴我現在頭痛發作次數明顯減少了，只是偶爾有輕微的偏頭痛發作。我又讓她繼續治療 6 次後，就不再頭痛了，追蹤 3 個月沒有復發。

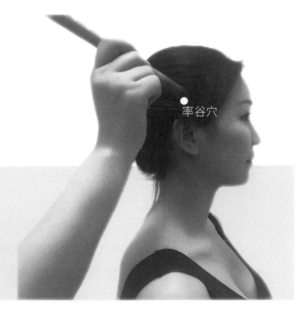

◎灸率谷穴時最好有家人的協助，或者採用艾灸盒施灸。

偏頭痛在中醫裡屬於「內傷頭痛」範疇，一般情緒多變的女性朋友最容易出現這種情況。本病的病機主要在於「不通則痛」。頭部兩側是少陽經循行的地方，而率谷穴是足少陽膽經與足太陽膀胱經的交會穴，因此艾灸率谷穴可讓少陽之邪轉輸於太陽而外解，而且還可以調和氣血，達到「通則不痛」的目的。

率谷穴怎麼找呢？它在我們的頭部，當耳尖直上入髮際1.5寸。取穴時，我們可在耳尖上 3～5 公分處，有的人頭大一點兒，有的人頭小一點兒，你就上下找一找，有個略微凹陷的地方就是率谷穴。這個穴位對於偏頭痛、眩暈都有很好的治療效果。

艾灸時，最好是哪面頭痛就灸哪面的率谷穴，每天溫和灸1 次，每次 20 分鐘左右，10 次為 1 療程。

如果是頭頂痛……

頭頂痛多屬於厥陰頭痛，這時我們可以艾灸督脈的百會穴和足厥陰肝經的太衝穴。百會穴有助於疏通頭部經絡氣血，而太衝穴能疏肝理氣，兩者搭配，治療頭頂痛效果很好。

百會穴可以用艾條進行溫和灸，也可以用艾灸罐進行隨身灸。太衝穴宜用艾條溫和灸。每天每個穴位各灸 1 次，每次灸20 分鐘，以皮膚潮紅為度。

這裡我要提醒大家的是，因為頭痛的病因比較複雜，對於一些器質性病變，一定要及時就醫，不能耽誤病情。比如，遇到突然地（不是反復地）非常劇烈的頭疼，而且感覺越來越重，這時千萬要重視起來，可能是出血性頭痛。

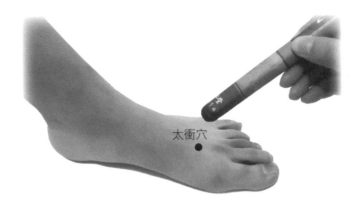

太衝穴

因情緒不好導致頭痛的人有很多，平時可以多做一些有氧運動，比如散步、慢跑、太極拳等，盡量讓自己的心情得到放鬆。

對於那些經常加班的人，工作太累也會導致緊張性頭痛。因此要學會勞逸結合，不要過度用腦。吸菸和睡眠不好也會誘發頭痛，這就要求我們盡量把菸戒掉，養成規律的生活，晚上少熬夜、少加班。

巧用艾灸改善頸椎不適

現代上班族白天在辦公室裡對著電腦一坐就是一整天，晚上回到家裡可能還要加班。即使偶爾的休息一下，也是「窩」在沙發上看電視、上網玩遊戲、玩手機，不僅生活沒有一點規律，而且很少有時間出去運動。長時間久坐不動，不僅會引發肌肉勞損，還會帶來頸椎病。

在公車、捷運裡低頭玩手機也是很常見的現象，長時間低頭，人的頸項部肌肉會持續受到牽拉，時間長了就會感覺痠痛、

不舒服，久而久之就會導致頸肩部慢性疼痛甚至出現頸椎病。開車的人也容易出現頸椎不適，人在開車時頸部和腰背部肌肉處於持續收縮狀態，就會導致疲勞、痙攣，出現頸椎不適、腰痛。

另外，很多人喜歡吹空調，衣服又穿得少，身體就容易受寒，容易導致頸部的肌肉、筋脈得到的營養不夠。經絡不通，不通則痛，這就好像我們家裡的水管堵住了，水流不暢，就會影響正常使用。

我發現很多人頸椎出問題了喜歡買膏藥貼，但是這種方法有時候效果並不是太好，或者見效不快，我經常建議用艾灸，簡單而快捷。

從中醫角度來看，風寒濕痺、經絡受阻、氣血不暢是導致頸椎不適最主要的原因。由於風、寒、濕三種外邪侵入身體，流注經絡，導致氣血運行不暢而引起頸椎的關節疼痛、痠麻以及屈伸不利等。而艾灸可以疏通氣血、補養陽氣，能很好地祛除風、寒、濕邪，從根本上治療頸椎病。

艾灸治療頸椎不適，特別推薦 3 個穴位：風池穴、頸夾脊穴和大椎穴。

風池穴位於頭後部，與風府穴平齊。風府穴比較好找，在後正中線上，後髮際上方 1 寸處即是風府穴，在風府穴兩旁的肌肉凹陷處即是風池穴。艾灸風池穴，能夠疏解頸部的風寒邪氣，從而改善頸部氣血。風池穴一般採用艾條溫和灸，每次 15 ～ 20 分鐘。

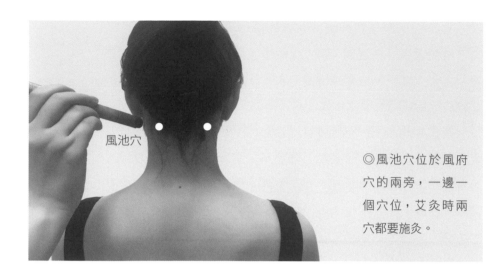

風池穴

◎風池穴位於風府穴的兩旁，一邊一個穴位，艾灸時兩穴都要施灸。

頸椎兩側旁開 0.5 寸的地方即是頸夾脊穴，為經外奇穴，一側各 7 穴。頸夾脊穴可以通調督脈之氣，改善椎動脈的血流循環，從而有效緩解頸椎不適。

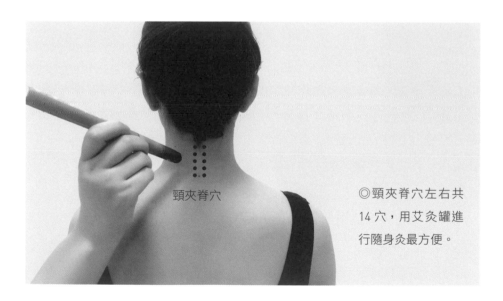

頸夾脊穴

◎頸夾脊穴左右共14穴，用艾灸罐進行隨身灸最方便。

大椎穴不用多說什麼，在進階篇中已經詳細介紹過，艾灸大椎能溫通一身陽氣，可以從根本上解決頸椎氣血不通的問題。大椎穴非常適合艾灸灌隨身灸，既不需要別人幫助，還能解放自己的雙手，非常方便。

對於頸椎問題，預防勝於治療。平時我們一定要注意坐姿，不要久坐不動，多參加一些體育運動。另外，避免著涼，天氣寒冷時注意防護頸部，以防受寒，夏天在空調房裡，尤其要當心受凍。

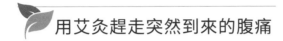

用艾灸趕走突然到來的腹痛

很多人因為過於貪食生冷食物、飲食沒有節制、感受風寒、情緒不好等原因而出現腹痛，像這些單純性的腹痛用艾灸就能治好，給腹部增加一些溫暖，腹痛的問題就解決了。

有一次，我遇到這樣一位女性患者，她用一隻手捂著肚子，一邊還嘆著氣。看她的狀態，我就知道她最近過得很不開心。這位女患者跟我說最近因為家庭瑣事總是與老公吵架，這幾天感覺肚子疼，到醫院也沒檢查出來。我為她診斷後，判斷她這種肚子疼是肝鬱氣滯所致。我建議她回家自己艾灸，以疏肝理氣。

怎麼灸呢？像這種情況可以選取下脘穴、足三里穴和太衝穴。

下脘穴屬任脈，在上腹部，前正中線上，當臍上 2 寸。這個穴位對於胃脘痛、腹脹、嘔吐、呃逆、腹瀉等都有很好的治

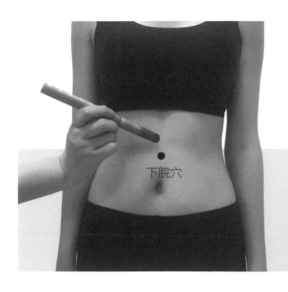

下脘穴

◎下脘穴位於肚臍上2寸處，適宜用艾條進行溫和灸。

療作用。艾灸下脘穴可選用艾條溫和灸，灸 15 分鐘左右。

「肚腹三里留」，腹部的疾患大多可以選足三里穴來調治，腹痛自然也不例外，通過艾灸足三里穴，可以調暢胃腸氣機，有效緩解腹痛症狀。而太衝穴是肝經原穴，肝鬱氣滯會導致胃氣不順，所以艾灸太衝穴便是從源頭來解決問題。足三里穴和太衝穴也適宜艾條溫和灸，各灸 15 ～ 20 分鐘。

據那位女性患者後來反應，灸完這些穴位後，當時腹痛就減輕了大半，又堅持灸了幾次後就痊癒了。我建議她平時也可以多做艾灸，作為保健之用，平時只要灸足三里穴和太衝穴就可以了。

有人可能會問，那如果其他原因導致的腹痛，又該如何艾灸呢？一般的腹痛，都可以選用上面提到的三個穴位，除此外，還需要根據不同的情況進行調整。

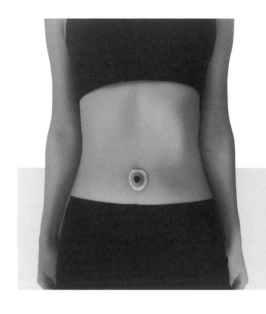

◎隔薑灸神闕穴時，須平臥於床上，也可採用艾灸罐施灸。

　　如果是因為受寒，吃了寒涼的食物，或是睡覺時腹部受寒而導致的腹痛，可以再加上神闕穴，神闕穴就是肚臍的部位，艾灸神闕穴能有效祛除腹部寒邪，可以採用隔薑灸，效果會更好。

　　如果是因為脾陽不足導致的腹痛，多表現為腹部隱隱作痛，時好時壞，用手揉揉按按就會感覺好一點，大便溏泄，不喜歡吃涼的東西。像這種情況艾灸時可以加上中脘穴、關元穴、脾俞穴。

　　中脘穴和關元穴前面重點介紹過，這裡說說脾俞穴。脾俞穴是足太陽膀胱經上的穴位，位於背部第 11 胸椎棘突下，旁開1.5 寸處即是。脾俞穴是脾的背俞穴，是治療脾胃疾病的重要穴位，可以調治腹脹、腹瀉、嘔吐、痢疾等脾胃腸腑病症。

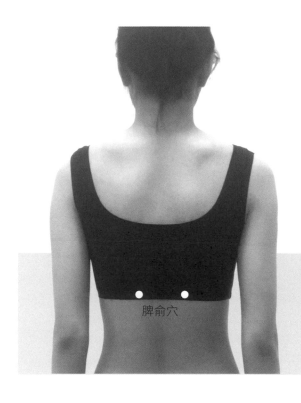

脾俞穴

◎脾俞穴位於背部第 11
胸椎棘突下，旁開 1.5
寸處。

　　從西醫角度來看，引起腹痛的大多是急慢性胃腸炎所致。
一般來說，胃腸炎急性期常伴有嘔吐、腹瀉等症狀，失水較多，
這時就需要多補充水分，患者可適當多服用米湯、蛋湯等流質食
物。這時最好不要吃牛肉、豆類等易產氣食物，不要吃過於油膩
的食物，宜進食一些清淡、軟爛、溫熱的食物。

對於腹痛者來說，平時要注意防寒保暖，避免腹部受涼，因為受涼最容易誘發腹痛。夏天有些女孩子總是喜歡穿一些露臍裝、超短裙，這都很容易著涼，腹痛也就在所難免了。愛美之心人皆有之，但如果拿健康作為交換就太不明智了。

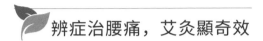

辨症治腰痛，艾灸顯奇效

最常見的腰痛主要來自於腰肌勞損和腰椎間盤突出。有的人搬重的東西或運動過度常會引起腰肌勞損，而腰椎間盤突出主要是因為腰椎間盤的纖維環出現了磨損，這時椎間盤就會向外突出。當它壓迫到了脊神經根時，就會引起腰痛。

我在生活中經常看到一些女孩子特別喜歡穿高跟鞋，雖然高跟鞋突出了女性身體的曲線美，但它也增加了腰椎的負荷。腰部支撐著身體，本來就挺累，再穿高跟鞋，腰就會更累了。穿高跟鞋站立時，使身體支點落在了腰骶部，這時腰椎間隙就會變得前寬後窄，很容易使椎間盤突出，導致腰椎關節錯位，可能會壓迫到腰部神經，引起腰腿痛。因此，我建議女孩子平時最好少穿高跟鞋，如果非穿不可也讓腰部適當地減輕負擔，站久了就要坐一坐。

此外，腰怕寒涼。平時我們的腰不小心受風了或氣候變化著涼了，腰也會疼。因此，氣候變化時一定要注意腰部保暖，比如多穿一些衣物、晚上蓋好被子、不要坐臥濕地等。

對於腰痛，中醫一般分為腎虛型、寒濕型、血瘀型 3 種，對這幾種腰痛我們用艾灸對症治療，效果是比較好的。

腎虛型腰痛

這種類型的腰痛起病一般比較慢，剛開始只是隱隱作痛，腰膝痠軟無力，勞作時加重，休息時就會減輕，手腳冰涼。有時候男性朋友會有遺精、陽痿等症，女性朋友會有月經不調等症。腎虛型腰痛多採用溫腎壯陽之法，可取腎俞穴、委中穴、阿是穴進行艾灸。

腎俞穴是補腎要穴，可以有效治療腎臟的虛損。腎俞穴位於腰部，在第 2 腰椎棘突下，旁開 1.5 寸處即是，可以採用艾灸罐進行隨身灸，比較方便，也可以採用艾條溫和灸。每次灸 30 分鐘，1 個月為 1 個療程。

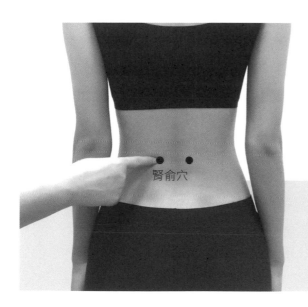

腎俞穴

◎腎俞穴用艾條灸須有人協助，平時在家用艾灸罐更為便利。

「腰背委中求」，艾灸委中穴可以治療腰背部的疾患，不管哪種類型的腰痛，都可以加上委中穴。委中穴是足太陽膀胱經上的穴位，位置非常好找，就位於膝部後面膕橫紋的中點。

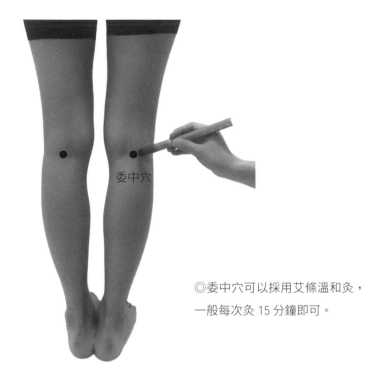

委中穴

◎委中穴可以採用艾條溫和灸，
一般每次灸 15 分鐘即可。

　　阿是穴在最開始的「入門篇」中有過簡單說明，簡單說就是哪兒不舒服就灸哪兒。哪兒腰痛明顯，那個地方就是腰痛的阿是穴，就可以艾灸那個地方。

寒濕型腰痛

　　感受寒濕之邪導致的腰痛，症狀是怕冷喜暖，熱敷後疼痛就會明顯減輕。這種腰痛與氣候變化有明顯的關係，天氣一變

涼疼痛就會加劇。對於這種類型的腰痛，艾灸可選用大腸俞穴、委中穴、腰陽關穴和阿是穴。

　　大腸俞穴屬於足太陽膀胱經，位於腰部，第 4 腰椎棘突下，旁開 1.5 寸處即是。通過艾灸大腸俞穴，能夠疏通腰部經絡氣血，配合委中穴、阿是穴，效果更加突出。艾灸大腸俞穴可採用艾條溫和灸，或者艾灸罐隨身灸。

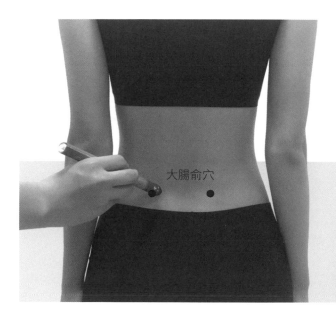

大腸俞穴

◎大腸俞穴和腎俞穴一樣，用艾灸罐施灸更方便。

　　這裡為什麼還要用腰陽關穴呢？腰陽關穴是督脈上的穴位，位於腰部後正中線上，第 4 腰椎棘突下即是，與大腸俞穴平齊。督脈是一身陽脈之海，通過艾灸腰部的腰陽關穴，可以起到溫陽壯腰的作用，能有效祛除腰部寒濕。和艾灸大腸俞一樣，溫和灸或隨身灸皆可，每次灸 30 分鐘。

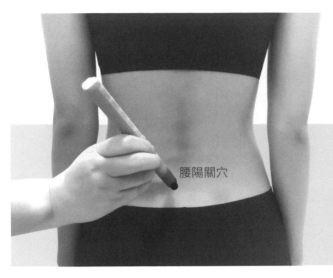

◎腰陽關穴，顧名思義，能溫補腰部陽氣，腰背虛寒者適合經常施灸。

血瘀型腰痛

　　這種類型的腰痛一般都是原來受過外傷的，腰痛就像針刺一樣，疼痛固定，不能轉身。這種類型的腰痛治宜活血通絡，可取委中穴、膈俞穴和阿是穴。

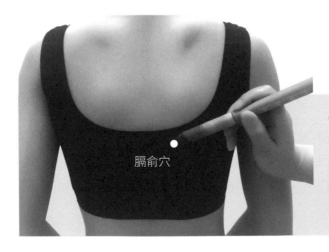

◎膈俞穴的位置比較好找，先找到背部肩胛骨的最下角，與之平齊的水平線上，離脊柱左右各 1.5 寸處即是膈俞穴。

委中穴和阿是穴不用多解釋，至於膈俞穴，這是一個有調血和營、理氣止痛作用的穴位，它位於足太陽膀胱經上，在背部第 7 胸椎棘突下，正中線旁開 1.5 寸處即是。艾灸膈俞穴可採用艾條溫和灸，1 日 1 次，每次灸 20 分鐘左右，10 天為 1 個療程。

每種失眠的背後都有治癒的奇穴

我們的身體原本一入夜便自然會想睡覺，不過總有些人因種種原因到了該睡覺時卻難以入睡。漫漫長夜，眾人皆睡我獨醒，數綿羊、喝牛奶都不管用……長期失眠會讓人的記憶力減退，精力不集中，身體感覺疲憊，這肯定會不同程度地影響我們的工作和生活。

一般來說，引起失眠的原因有很多，如精神緊張、神經衰弱、過度的悲哀和焦慮、過度的興奮等，使大腦皮質興奮與抑制失調，以致到了晚上睡覺時，大腦皮層仍保持相當的興奮性，久久不能進入抑制狀態。有時越怕失眠，越想入睡，腦細胞就越興奮，就更是難以入睡。

中醫裡常見的失眠有心脾兩虛型、心腎不交型和肝火擾心型，我們可以根據不同情況對症治療。

心脾兩虛型

這種類型多表現為愛做夢，有時候在晚上容易醒來，伴有心慌、健忘、渾身沒勁兒、不愛吃東西等症狀。這種情況艾灸時宜以益心健脾、養血安神為主。

艾灸時可用補法，採用溫和灸，可以選取心俞穴、脾俞穴和神門穴。

　　因為是心脾兩虛，自然要從心、脾兩經入手，這便是選擇心俞穴和脾俞穴的原因。

　　心俞穴和脾俞穴都是足太陽膀胱經上的穴位，其中心俞穴位於第 5 胸椎棘突下，旁開 1.5 寸處，而脾俞穴位於第 11 胸椎棘突下，旁開 1.5 寸處。艾灸這兩個穴位，可以起到養心健脾的作用，能夠從根本上解決失眠問題。艾灸心俞穴和脾俞穴可以採用艾條溫和灸，也可以用艾灸盒進行施灸，每次每個穴位各灸 20 分鐘，堅持灸一到兩週，對睡眠便會有大的改善。

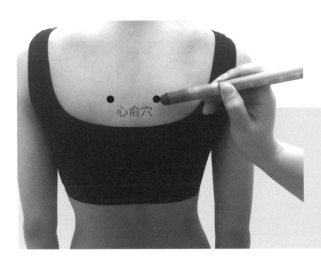

心俞穴

◎找心俞穴的位置，可以先定位膈俞穴，再向上數到第 5 胸椎棘突，即是心俞穴。膈俞穴定位參見上節內容。

　　神門穴是「進階篇」重點解讀過的穴位，屬於手少陰心經，為心經原穴，是心神之門户，對於所有類型的失眠都可以選用。神門穴位於手腕掌側部，艾灸時宜採用艾條進行溫和灸，可以於睡覺前灸 15 分鐘左右。

心腎不交型

所謂心腎不交，就是心火旺於上，腎水寒於下，心氣無法下交於腎，腎氣不能上通於心，這種情況多表現為心煩意亂、頭暈、盜汗、腰膝痠軟等，男性朋友有的可能會有夢遺。

對於心腎不交型失眠，艾灸時可以選擇心俞穴、腎俞穴和神門穴，可以採用艾條溫和灸，腎俞穴也可以採用隨身灸。每個穴位各灸 15 ～ 30 分鐘。這裡選擇心俞穴和腎俞穴，道理也很簡單，就是通過刺激這兩個穴位交通心腎。

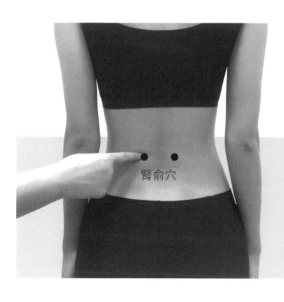

腎俞穴

◎腎俞穴的位置很好找，肚臍的正後方對著背部的命門穴，命門穴旁邊各 1.5 寸即是腎俞穴。

肝火擾心型

這種類型多表現為煩躁，容易發脾氣，有的伴有頭痛、胸悶、脅肋脹痛等症狀，這時宜以清肝寧心為主。

艾灸時可選取肝俞穴、太衝穴、行間穴、神門穴。其中太衝穴、行間穴前面有所介紹，主要作用是疏肝理氣，而肝俞穴，顧名思義，就是直接調節肝臟氣血。肝俞穴屬於足太陽膀胱經，為肝的背俞穴，位於背部，當第 9 胸椎棘突下，旁開 1.5 寸處即是。

◎關於肝俞穴的定位可先找到膈俞穴，膈俞穴向下數 2 個胸椎棘突即是肝俞穴。

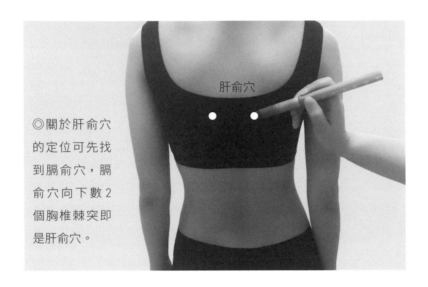

　　肝俞穴可以用艾條溫和灸，也可以採用隨身灸，每次灸 30 分鐘。太衝穴、行間穴、神門穴宜採用艾條溫和灸，每次每穴各灸 20 分鐘。

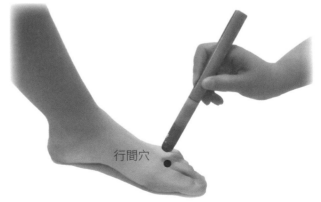

對於現代人來說，要想不失眠還要養成良好的生活習慣。平時少熬夜，晚上不要吃得太飽。如果有時間，可以在睡前到戶外散步一會兒，放鬆一下精神；上床前洗個澡，或用熱水泡腳，然後再睡覺。睡前不要喝酒，雖然酒精可能會使人很快入睡，但同時也會打亂睡眠節律，影響身體的恢復。

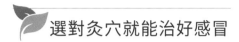

選對灸穴就能治好感冒

感冒在我們的生活中很常見，一年到頭，無論是誰都難免會有頭疼腦熱的時候。尤其是每年的冬天，氣溫下降，人體抵抗力減弱，加之天氣陰晴不定，室內外溫差大，感冒更是容易找上門來。

當然，感冒的誘因還有很多，比如營養不良、過度疲勞、年老體衰等一切引起身體抵抗力降低的因素，都可以成為感冒的誘因。

中醫裡感冒常見的類型有風寒感冒、風熱感冒、暑濕感冒等。一般情況下，艾灸對風寒感冒的治療效果最好，這裡重點介紹風寒感冒的艾灸療法。

風寒感冒

風寒感冒多是因為受涼引起的，一般天氣變化頻繁時容易患這種感冒。得了這種感冒，主要表現為惡寒重，發熱輕或不發熱，沒有汗，全身痠痛，頭痛，咽部發癢，流清鼻涕，咳嗽，痰稀白。

像這種情況，我們主要以疏風散寒為治療原則，可以取大椎穴、風門穴、風池穴、列缺穴、合谷穴。

　　大椎穴能振奮一身陽氣，艾灸大椎穴能夠增強自身免疫力，幫助機體祛除寒邪；風門穴屬於足太陽膀胱經的經穴，它在我們的背部，當第 2 胸椎棘突下，旁開 1.5 寸處。風門穴是臨床祛風最常用的穴位之一，它可以治感冒、頸椎痛、肩膀痠痛等病症。

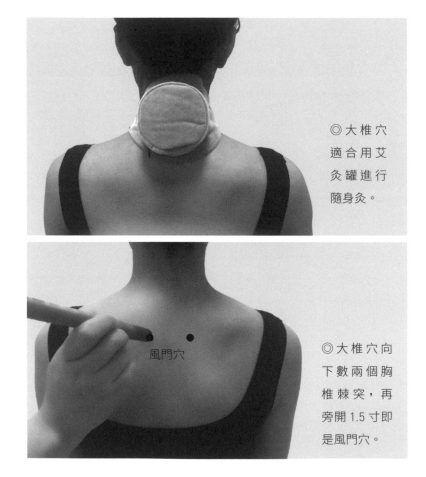

◎大椎穴適合用艾灸罐進行隨身灸。

風門穴

◎大椎穴向下數兩個胸椎棘突，再旁開 1.5 寸即是風門穴。

與風門穴相似，風池穴也能疏散風邪，與風門穴合用，祛風效果尤佳。

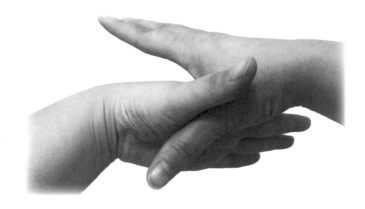

列缺穴是手太陰肺經上的穴位，此穴有祛風宣肺、疏經通絡的功效，可治傷風外感、咳嗽、氣喘等病症。列缺穴有一個簡便找穴法，將兩手虎口交叉，一手的食指搭在另一手的橈骨莖突上，食指尖下的位置便是列缺穴。

合谷穴位於手背部，屬於手陽明大腸經，列缺穴與合谷穴搭配，更有助於祛邪解表。

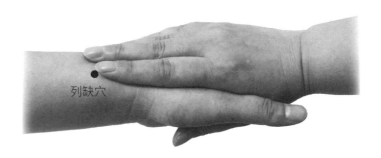

列缺穴

艾灸時可採用隔薑灸，每次每個穴位灸 5 ～ 7 壯，以穴位皮膚有溫熱感為宜。也可採用艾條溫和灸或是隨身灸，每次每個穴位灸 30 分鐘。

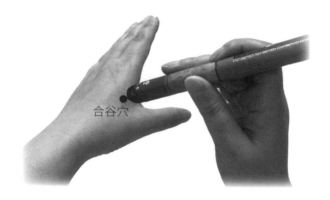

合谷穴

　　想要感冒好得快，還要養成良好的生活習慣。比如，多喝熱水是治療風寒感冒最簡單的方法，大量喝水可以促進人體代謝和發汗，可促使感冒及早痊癒。對於體質較弱的人，平時要經常參加體育運動，以增強身體的血液循環，改善體質，提高自身的免疫功能。天氣變化時要注意保暖，因為人體在受涼時，由於呼吸道血管的收縮，血液的供應量減少，局部的抗體隨之也會減少，而這時致病微生物就會乘虛而入。

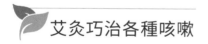 艾灸巧治各種咳嗽

　　天氣稍有變化，一些體質差的人就會出現感冒、咳嗽這些小問題。正常情況下，咳嗽是我們人體清除呼吸道內分泌物或異物的保護性呼吸反射動作，我們沒有必要因此大驚小怪。如

果總是咳嗽或咳嗽劇烈，我們就要重視了。

咳嗽雖不危重，但十分難纏，咳嗽時間長了不僅自己難受，也讓周圍的人不放心，害怕你得了「癆病」傳染給他。

中醫學認為，肺主氣，司呼吸，開竅於鼻，外合皮毛，與外界氣候變化息息相關。無論外邪還是內在的痰濁虛火，凡影響肺的清宣肅降功能，就可能會引起咳嗽。此外，「五臟六腑皆令人咳，非獨肺也」，五臟六腑出現病症，都有可能影響肺，進而出現咳嗽。

中醫把咳嗽分為外感咳嗽和內傷咳嗽。外感咳嗽是感受外邪所致的咳嗽，內傷咳嗽是因臟腑功能失調、內邪傷肺所致。對於這兩種咳嗽，採取的艾灸方法也有所不同。

外感咳嗽

這種咳嗽多表現為發熱，怕冷，鼻塞，打噴嚏，咳嗽聲比較重，痰稀多白或黃稠，有時伴有頭痛、咽痛口乾。對於外感咳嗽，我們可以選取肺俞穴、天突穴、列缺穴、合谷穴進行艾灸。如果有發熱，可以加大椎穴；如果怕冷，可加風池穴。

肺俞穴屬於足太陽膀胱經，是肺的背俞穴，能調理肺氣，改善肺功能。肺俞穴位於第 3 胸椎棘突下，旁開 1.5 寸處。

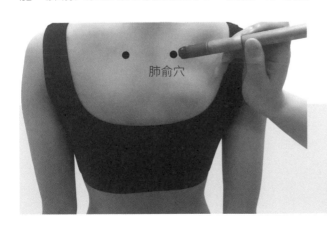

肺俞穴

◎大椎穴向下數 3 個胸椎棘突，再旁開 1.5 寸為肺俞穴。

天突穴屬於任脈，位於頸部，當前正中線上，胸骨上窩中央即是。天突穴有降氣止咳的作用。列缺穴和合谷穴的組合在上一篇中已經介紹過，主要是起到祛邪解表的作用。

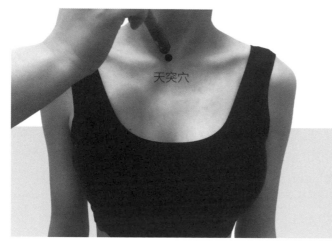

天突穴

◎天突穴的位置很容易找到，而且一般只適合用艾條溫和灸。

艾灸時可以採用艾條溫和灸，每穴每次灸 10 ～ 15 分鐘，以灸至局部皮膚紅潤溫熱為宜。每天或隔天灸 1 次，嚴重的可每天灸 2 次，7 次為 1 個療程。

內傷咳嗽

這種咳嗽遷延的時間比較長，時重時輕，痰呈白色而且發黏，或乾咳無痰，咽乾發癢，有時伴有手足心熱，胸背疼痛。

內傷咳嗽艾灸時可選取肺俞穴、天突穴作為主穴，同時根據不同情況配伍其他穴位。如果痰多，可加豐隆穴；如果有肝火，可加行間穴；如果肺陰虧耗，可加太溪穴。

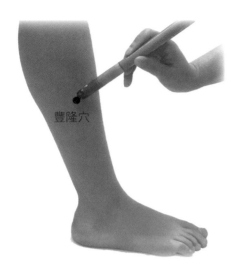

豐隆穴

「痰多宜向豐隆尋」，對於痰濕咳嗽，多選用豐隆穴。豐隆穴屬於足陽明胃經，取穴時，先找到外膝眼和外踝骨尖，將這兩個點連成一條線，然後取這條線的中點，接下來找到脛骨前緣外側大約兩橫指（中指）的寬度，再和剛才那個中點平齊，這個地方就是豐隆穴。

行間穴前文已經做過為多次介紹，在這裡主要起到疏解肝經火氣的作用，適用於肝火灼肺導致的咳嗽。

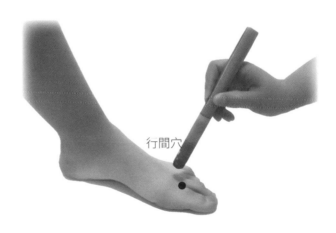

行間穴

太溪穴是腎經的原穴，肺陰虧耗為何選擇腎經的穴位呢？因為肺腎之間關係密切，只要腎水充足，便能滋潤肺中的陰液。太溪穴位於足內踝尖的後方，位置很好找。

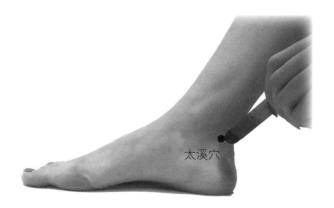

太溪穴

艾灸可採用溫和灸，每穴每次灸 10 ～ 15 分鐘，以灸至局部皮膚紅潤溫熱為宜。每天或隔天灸 1 次，嚴重者每天灸 2 次，7 次為 1 個療程。

對於咳嗽的人，平時要少吃肥肉等葷腥、油膩食物，因為這些食物會助濕生痰，加重病情；同時還要少吃辣椒、胡椒、生蔥、芥末等辛辣食物。同時注意保持室內空氣新鮮和濕度適宜，不要吸菸。天氣變化時要注意保暖，預防感冒的發生。

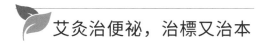 艾灸治便祕，治標又治本

在正常情況下，一個健康的人從進食開始，經過消化吸收到形成糞便和排便，一般需要 24 ～ 48 小時，兩次大便間隔時

間一般是 1 ～ 2 天。如果排便的時間超過 48 小時，我們可以將這種情況視為便祕。

有的人便祕除了大便祕結之外，沒有其他不舒服的地方；有的人由於便祕不通會出現頭痛頭暈、腹中脹滿、食欲減退、睡眠不安、心煩易怒等症狀。長期便祕還會引發痔瘡、肛裂等疾病。

中醫認為，便祕不僅與大腸的傳導功能失調有關，而且與脾胃的納、運、升、降，腎的溫煦與氣化功能失常有密切關係。

生活中一些人治療便祕大多會選擇一些通便的藥物，但往往治標不治本。便祕在中醫裡有實症和虛症之分，如果我們使用艾灸辨症治療便祕，不僅簡單易行，而且治標又治本，效果不錯。

實症便祕——熱祕

實症便祕中有些是因為我們的身體陽盛或者吃了太多的辛辣食物，導致胃腸積熱，或者熱病後餘熱留戀，或者肺熱移於大腸，耗傷津液，導致腸道燥熱，大便乾結。這些情況的便祕屬於熱祕，即熱邪偏盛。

熱祕主要表現為大便比較乾燥硬結，三五天才排一次便，身熱面赤，口渴心煩，嘴裡發乾且伴有口臭，有的人還會伴有腹脹、腹痛等症狀，小便短赤，舌苔黃厚乾燥。像這種情況宜清熱通便為主，可選用大腸俞穴、天樞穴、合谷穴、內庭穴。

大腸俞穴為大腸的背俞穴，天樞穴為大腸的募穴，這兩個穴位搭配使用，可以疏通大腸氣機，氣機通則大腸的傳導功能便容易恢復正常，因此不管實祕還是虛祕，都可以選這兩個穴位。大腸俞穴位於腰部，第 4 腰椎棘突下，旁開 1.5 寸處即是。

天樞穴位於腹部，與肚臍平齊，前正中線旁開 2 寸處。

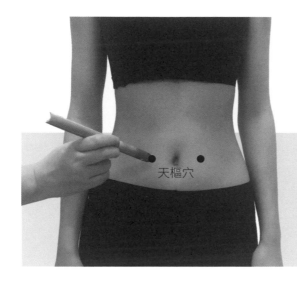

天樞穴

◎天樞穴位於肚臍旁 1.5 寸處，適合溫和灸，也可用艾灸罐施灸。

合谷穴是手陽明大腸經的原穴，有清瀉大腸熱邪的作用；內庭穴是足陽明胃經的穴位，可用於熱病、便祕等病症。

艾灸時可採用無瘢痕灸，分別灸大腸俞穴、天樞穴、合谷穴、內庭穴 4 ～ 6 壯。也可以採用艾條溫和灸，每個穴位每次灸 15 分鐘。

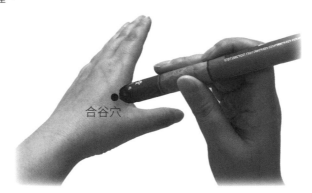

合谷穴

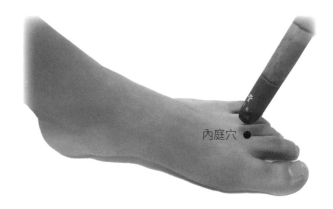

內庭穴 ●

實症便祕──氣祕

實症便祕中還有一種情況,因為身體氣機不暢,導致大便不下,並伴有腹脹,胃口差,甚至胸脅脹滿,這種便祕屬於氣祕,宜在通導大腸的同時,調暢胃腸氣機。

穴位上除大腸俞穴、天樞穴外,可加上中脘穴和太衝穴。中脘穴能疏導胃腸氣機,而太衝穴可以疏肝理氣,兩個穴位相配合,有利於全身氣機的調暢。中脘穴位於上腹部,前正中線上,當臍上 4 寸處;太衝穴位於足背部,當第 1、2 跖骨結合部之前的凹陷處。

大腸俞穴、天樞穴、中脘穴可以採用隨身灸,每穴每次灸 15 分鐘;太衝穴可採用無瘢痕灸,每次灸 4 ~ 6 壯,或艾條溫和灸,灸 15 分鐘。

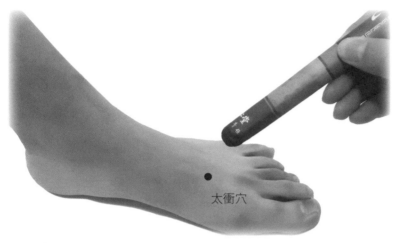

太衝穴

虛症便祕

一般老年人、產婦、久病的人容易出現這種情況，主要表現為大便祕結難下，雖有便意但排不出來，大便後感覺渾身疲倦，身體瘦弱，面色萎黃、沒有光彩。這種情況在治療上應以補虛扶正、潤腸通便為主。

像這種虛症多用補法，取大腸俞穴、天樞穴、關元穴、足三里穴，偏於氣虛者，可加氣海穴，偏於血虛者，可加三陰交穴。

大腸俞穴和天樞穴可通大腸之氣機，關元穴補先天元氣，足三里穴補後天之本，互相配合，可補一身之虛。氣海穴能補氣，三陰交穴能補血，兩穴各有所長，根據不同情況，隨症選用。

艾灸時可以採用艾條溫和灸，每次每個穴位分別灸 10 ～ 15 分鐘，每天灸 1 ～ 2 次。

　　對於容易便祕的人，要適當吃一些含膳食纖維多的食物，膳食纖維可以增加對腸管的刺激量，利於通便。此外還要積極鍛鍊身體，比如工作之余可以散步、跑步、做深呼吸運動、打太極拳等。

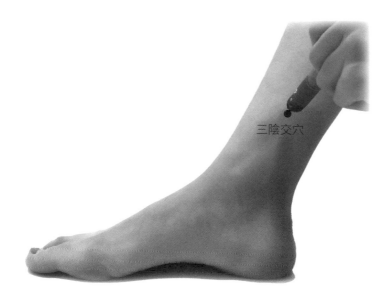

三陰交穴

第 7 課
艾灸是女人最好的朋友

 痛則不通，通則不痛──乳腺增生的艾灸方法

　　如今，乳腺增生已成為女性朋友的常見病和多發病了，一般中青年女性朋友最容易得這個病。一旦患上乳腺增生症，患者一側或雙側乳房會同時或相繼出現形狀大小不等的硬結腫塊，表面光滑，推之活動，生長緩慢，月經前脹痛會加重，月經後會減輕。這是乳腺增生最明顯的症狀。而且，情緒也會變得非常煩躁，容易發怒，還會出現一些婦科病。

　　乳腺增生是怎麼得的呢？中醫學指出，乳房與好幾條經絡有直接的關係。其中，乳房內側與腎經有關，乳頭及乳暈與胃經和肝經有關，乳頭外側有心包經、膽經、脾經。腎經將先天精氣灌養乳房，胃、脾受水谷精微化生之氣血濡養乳房，肝、膽通過經絡對乳房有藏血和疏泄的作用。各條經絡通暢、氣血足夠充盈是乳房健康的根本。

　　當各條經絡的氣血不足，乳房得不到足夠的營養滋潤，就會變得扁平、鬆軟、下垂。而當乳房的經絡不通，發生阻塞時，經脈循行所過部位就會有結節、水腫、腫塊出現，乳房就

會疼痛，這正是我們中醫所說的「痛則不通」。

其實，乳腺上發生的任何疾病，如急性乳腺炎，乳腺增生，乳腺瘤，乳腺癌等，都與乳腺的經絡瘀堵有直接關係。我們根據疼痛的部位可以判斷是哪條經絡發生瘀堵。急性瘀堵最多的是處於哺乳期的母親。慢性瘀堵則常見乳腺增生。瘀堵不能解除，逐年增加，就易發生乳腺瘤，再進一步發展就是危及生命的乳腺癌。

為什麼現代女性更容易患上此病呢？主要是與生活節奏加快、精神壓力增大、飲食不規律所致。還有一些女性朋友穿戴不合體的內衣，長期服用含激素的保健品、避孕藥等，都可能會導致內分泌平衡失調，引起乳房不適。

中醫裡將乳腺增生稱為「乳癖」，是由於鬱怒傷肝、思慮傷脾、氣滯血淤、痰凝成核所致。艾灸對於乳腺增生有很好的治療效果，我們可以對症選擇穴位進行艾灸，可以疏通阻塞的經絡，經絡一通，乳房就不會痛了。

艾灸時，可選取阿是穴、人迎穴、期門穴、膻中穴。其中，阿是穴就是乳房出現節結、增生、腫塊、疼痛的地方。如果在月經前有所加重，我們可以加灸太衝穴；如果在月經後加重，我們可以加太溪穴。

其中，人迎穴位於頸部，喉結旁，當胸鎖乳突肌的前緣，頸總動脈搏動處。人迎穴可疏通胃經氣機，且人迎穴近乳房，對乳腺增生尤為有效。

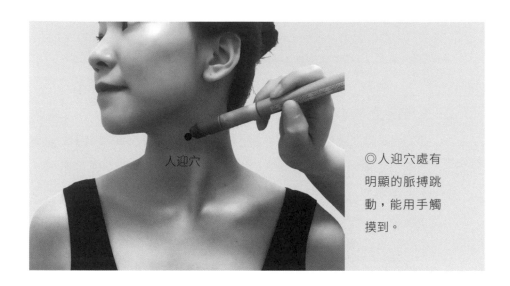

人迎穴

◎人迎穴處有明顯的脈搏跳動，能用手觸摸到。

期門穴位於胸部，當乳頭直下，第 6 肋間隙，前正中線旁開 4 寸處，為足厥陰肝經上的重要穴位，而膻中穴在前正中線上，兩乳頭連線的中點，為肝之募穴，這兩個穴位均靠近乳房，既可以疏肝理氣，又能暢通乳房局部的氣血。

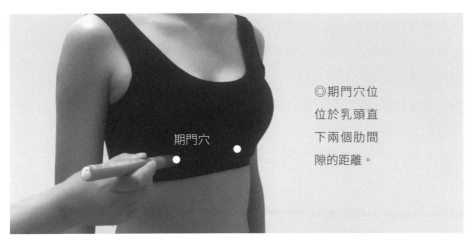

◎期門穴位
位於乳頭直
下兩個肋間
隙的距離。

期門穴

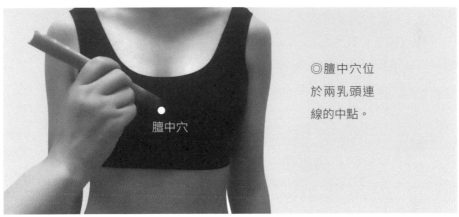

◎膻中穴位
於兩乳頭連
線的中點。

膻中穴

　　在艾灸時，對以上穴位進行溫和灸，每次每個穴位灸
15 ～ 30 分鐘，每天灸 1 次，10 天為 1 個療程，中間我們也可以
休息幾天再灸。

對於乳腺增生來說，預防永遠大於治療。因此，平時女性朋友要學會多照顧自己，不要拼命工作，不要動輒生氣，不要給自己太大的壓力。另外，要預防乳房疾病，平時的自我檢查也是非常重要的。一般來說，每次來月經之後的一週左右是自檢的最佳時間，這段時期裡乳房比較鬆軟，容易發現異常狀況。

自檢主要是「一看二摸」。「一看」，看兩側的乳房是否對稱，乳房的皮膚上有沒有凹陷或橘皮樣變化，乳頭有沒有內陷，乳頭有沒有溢液。「二摸」，主要是用兩手分別托住乳房，四指在下，大拇指在上，然後以打圈的方式，來回按順序輕揉乳房四周以及腋窩的地方，然後再摸一摸乳房有無增厚和腫塊、腋下淋巴結有無腫大。

自我檢查其實也是自我按摩的過程。用雙手托住乳房，來回做打圈動作，每天晚上臨睡前堅持按摩半小時，對於乳房具有非常好的保健作用。

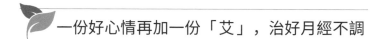

一份好心情再加一份「艾」，治好月經不調

女性朋友的月經多數時間都是正常的，但它也有鬧脾氣、不按規律辦事的時候，常弄得女性朋友們苦不堪言、無計可施。其中，月經不調就是最常見的一個問題。

有的女性月經會提前一週左右，這種情況是月經先期；有的女性月經週期會晚一週左右甚至更長時間，這種情況是月經後期；也有的人月經沒有規律，這種情況是月經先後無定期。像這些問題都屬於月經不調的範疇。

中醫經絡學說認為，月經不調的主要原因在於衝脈和任脈失調。衝脈和任脈是重要的兩條經脈，衝脈有著統率人體十二經脈氣血的作用，任脈與女性朋友的月經和生殖關係密切。衝脈和任脈的氣血旺盛，女性才能保持正常的生理功能；如果衝脈和任脈功能失調，女性便會氣血運行不利，出現月經失調、不孕等疾病。

　　從外因來看，長期的心情壓抑是導致女性月經失調最重要的一個原因。中醫理論認為，人有七情，即喜、怒、憂、思、悲、恐、驚。如果七情適當抒發，有益於身心健康，但如果七情太過，比如遇到突然、強烈或長時間精神刺激，就會引起臟腑、氣血、經絡功能紊亂，進而出現一些婦科疾病。此外，女性朋友的不良生活習慣，如貪涼、吸菸等，也都會引起女性月經不調。

　　對於月經不調來說，艾灸是不錯的辦法。女性月經期間，艾灸時一定要慎重，最好找專業的醫師進行艾灸，這樣更安全一些。艾灸時需要辨症治療，這樣才能取得治標又治本的效果。

血虛型

　　血虛型月經不調的主要表現為月經量少，顏色淡，質地清稀，有時候會伴有頭暈眼花、失眠、心悸、臉色蒼白、渾身無力等症狀。這時可以取關元穴、三陰交穴、脾俞穴進行艾灸。

　　關元穴補腎益氣，長期堅持灸關元穴，能讓各種虛症得到有效恢復；三陰交穴是女性的調經要穴，位於足內踝尖上 3 寸，脛骨內側緣後方；脾俞穴能加強脾胃功能，有利於養血益氣。

　　艾灸時可用隔薑灸或溫和灸，每個穴位每次灸 20 ～ 30 分鐘，每天或隔天灸 1 次，10 次為 1 個療程。

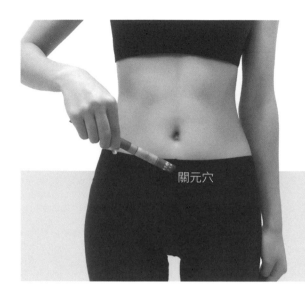

關元穴

◎關元穴位於肚臍下3寸處，常灸才有效。

血寒型

血寒型主要表現為月經量少，顏色發暗，有血塊，有的時候伴有小肚子冷痛，得溫就會減輕，怕冷。艾灸時可取關元穴、氣海穴、三陰交穴。

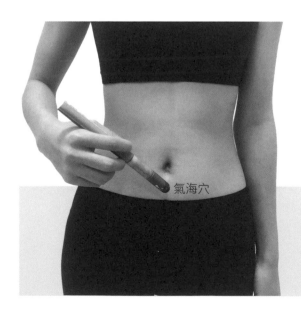

氣海穴

◎氣海穴位於肚臍與關元穴之間，有溫補陽氣的作用。

關元穴和三陰交穴的意義如前，這裡選氣海穴主要是起到益氣溫陽的作用，配合關元穴起到溫陽祛寒的功效。

艾灸時，對於關元穴和氣海穴可以採用溫和灸，也可選用隨身灸。三陰交可採用艾條溫和灸。每個穴位每次分別灸 20 ～ 30 分鐘，10 次為 1 個療程。

腎虛型

腎虛型主要表現為月經量比較少，顏色正常或偏暗，色淡質稀，有時還會有伴有頭暈耳鳴、腰痠背痛等症狀。這種情況可以取關元穴、三陰交穴、腎俞穴、太溪穴。

腎俞穴屬於足太陽膀胱經，位於背部，是腎的背俞穴，有補腎益氣之功；太溪穴屬於足少陰腎經，是腎的原穴，能補腎益精。

艾灸時宜採用溫和灸，每個穴位上分別灸 30 分鐘，每天或隔天 1 次，10 次為 1 個療程。

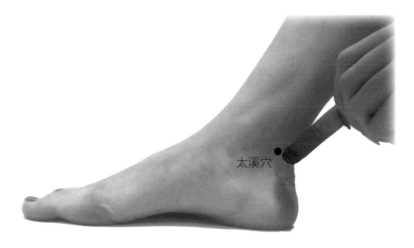

太溪穴

氣鬱型

氣鬱型主要表現為月經量少，顏色發暗，有血塊，不容易排出體外，有時會伴有胸脅、乳房、小肚子脹痛，整個人的精神不好，總愛嘆氣。這時可取關元穴、三陰交穴、太衝穴。

太衝穴位於足背部，是肝經原穴，有疏肝理氣的作用，經常艾灸這個穴位能有效改善氣鬱症狀。

艾灸時可用艾條溫和灸，每次灸 30 分鐘，每天或隔天 1 次，10 次為 1 個療程。

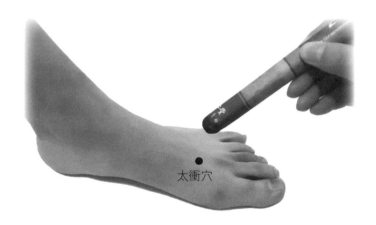

太衝穴

除了艾灸外，女性朋友平時一定要保持愉快的心情。良好的心情才是治癒身心疾病的大藥，平時遇事不要生氣，及時調整自己的情緒，別讓壞心情影響了健康。

痛經者最需要「艾」來通絡

在眾多婦科病中，痛經一直都是女人心頭抹不去的陰影。

每當痛經到來時，那一陣陣說不清又止不住的疼痛，讓很多女人備受折磨。情況輕的還可以忍受，只是在月經的頭一兩天小腹墜脹不適；嚴重的不僅腹部陣陣抽搐，手腳發冷，胸部也跟著發悶，有時候連後背大腿都會隱隱作痛。月經前就開始的痛苦「前奏」，讓人心煩意亂、渾身無力，經期中更是疼得厲害，讓人坐臥不寧。

中醫認為，痛經病位在胞宮，表現為痛症，主要是因為氣血運行不暢，不通則痛。因此，進行艾灸應以活血化瘀、通經止痛為主。

我們常把痛經分為氣滯血瘀、寒濕凝滯、氣血虛弱、肝腎虧損等 4 種類型，艾灸時對症治療，效果顯著。

氣滯血瘀型

這種類型的月經主要表現為月經前或經期小腹脹痛或陣發性劇烈絞痛，有時候會放射到腰、骶部，到了月經後期，月經的顏色發紫，有瘀塊，經行不暢。如果偏於氣滯者則以脹為主，會伴有乳房及胸脅脹痛；如果偏於血瘀者則以疼痛為主，拒按，經行血塊去後則痛減，舌質暗，或有紫點。這時我們艾灸治療應以調氣化瘀、活血止痛為主，可取三陰交穴、太衝穴和中極穴。

三陰交穴為足三陰經的交會穴，可通經而止痛，各種類型的痛經皆可選用。太衝穴已經做過多次介紹，能疏肝理氣。中極穴

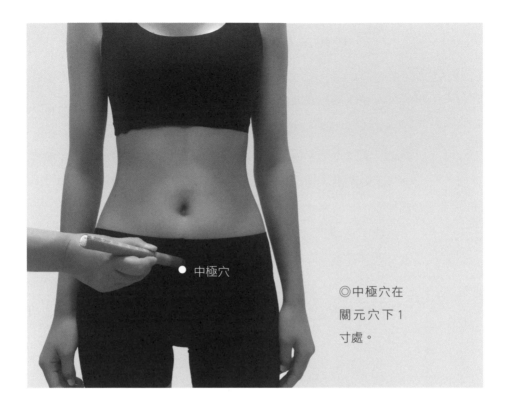

中極穴

◎中極穴在
關元穴下1
寸處。

屬於任脈穴位，位於前正中線上，臍下 4 寸處，艾灸中極穴可
通調衝任之氣。艾灸時，對以上幾個穴位進行艾條溫和灸，每
穴每次灸 10 ～ 20 分鐘，每天或隔天 1 次，10 天為 1 個療程。

寒濕凝滯型

這種類型的痛經在月經前或月經期小肚子感覺冷痛，遇
到熱就會減輕，手腳冰冷，月經後期，經量減少，澀滯不爽，
經色變得黯紅或夾有血塊，大便溏泄。艾灸應以溫經散寒祛濕
為主。

艾灸時可選取中極穴、三陰交穴、歸來穴。

歸來穴與中極穴的位置較為接近，也是位於下腹部，當臍中下 4 寸，距前正中線 2 寸。歸來穴屬於足陽明胃經，常用來調治月經不調、痛經等病症。

艾灸時可以採用艾條溫和灸，每穴每次灸 15 ～ 20 分鐘，每天或隔天 1 次，10 天為 1 個療程。

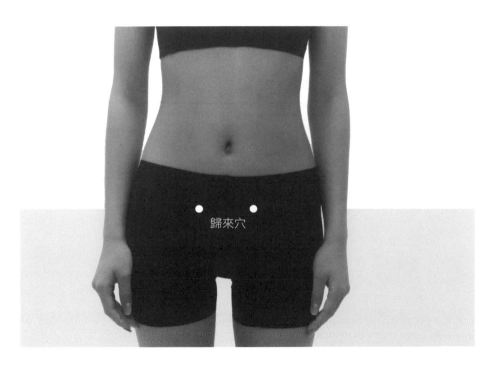

歸來穴

氣血虛弱型

這種類型在月經期或經後期一兩天裡，小肚子會感覺綿綿作痛，並有空墜感，喜按喜溫，月經量比較少，顏色淡質地稀，整個人渾身無力，臉色發白或萎黃，有時還會感覺頭暈、心悸、失眠。艾灸應以補氣養血為主。

艾灸可取氣海穴、脾俞穴、足三里穴、三陰交穴。

氣海穴位於小腹部，前正中線上，肚臍下 1.5 寸處即是。艾灸氣海穴有補氣溫陽的作用。脾俞穴位於背部，足三里穴位於小腿外側，這兩個也是常用的健脾養胃穴，而且足三里穴還有很好的強壯作用，有助於氣血的生成。三陰交穴調經止痛。

　　艾灸時採用溫和灸，每穴每次分別灸 20 ～ 30 分鐘，每天或隔天灸 1 次，10 次為 1 個療程。

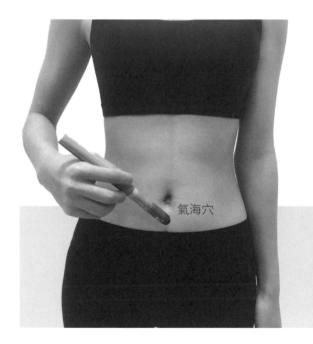

氣海穴

◎氣海穴為調補氣血的常用穴，宜常灸。

肝腎虧虛型

　　肝腎虧虛型痛經的表現主要是月經期間或經後期小肚子會隱隱作痛，喜揉喜按，月經沒有規律，先後無定期，經量有時多有時少，顏色淡紅，沒有血塊，有的伴有腰膝痠軟、失眠、頭暈耳鳴等症。艾灸應以滋養肝腎為主。

艾灸時可取足太陰脾經的三陰交穴，足太陽膀胱經的肝俞穴、腎俞穴。肝俞穴位於背部，當第 9 胸椎棘突下，旁開 1.5 寸處即是，為肝的背俞穴。腎俞穴位於腰部，當第 2 腰椎棘突下，旁開 1.5 寸處即是，為腎的背俞穴。肝腎虧虛，自然是要補肝益腎，而肝俞穴和腎俞穴則是最佳組合。

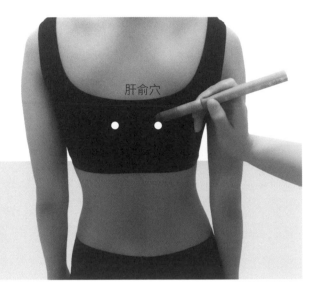

◎肝俞穴位於膈俞穴下 2 個胸椎棘突處，膈俞穴位於肩胛骨最下角的水平線上，距正中線 1.5 寸處。

　　上述穴位可採用溫和灸，每個穴位分別灸 20 ～ 30 分鐘，每天或隔天 1 次，10 次為 1 個療程。

　　除了艾灸外，經常痛經的女性平時在經期一定要注意飲食，經前和經期不要吃生冷寒涼的食物，以免寒凝血瘀而加重痛經，很多女性朋友的痛經都是因為貪吃寒涼食物所致，所以一定要注意。

　　在月經前後，更要避免接觸寒涼，如用涼水洗菜、洗衣服。要特別注意下半身及兩腳的保暖，在月經來潮時可用熱水袋熱敷小肚子，這樣能減輕痛經的程度。此外，女性朋友還要注意休息，工作不要太累，多參加一些體育運動，保持愉快的心情。

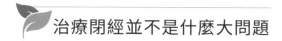
治療閉經並不是什麼大問題

現代醫學對閉經的解釋是：從沒有過月經或月經週期已建立後又停止的現象。一般來說，從沒來過月經的是原發性的閉經，如果本身有月經，但中間又停了幾個月，這種情況屬於繼發性閉經，多是由一些繼發性疾病引起。

除了閉經的症狀外，有的女性朋友還會伴有白帶異味、不愛吃東西、大便溏泄或便祕，渾身沒勁兒、頭暈心悸、腰腹疼痛等症狀。

中醫認為，本病有虛實之分，虛者精血不足，血海空虛，無血可下，多因肝腎不足，氣血虛弱，陰虛血燥而成閉經。實者邪氣阻隔，脈道不通，經血不得下，多由氣滯血瘀，痰濕阻滯導致閉經。此外，工作壓力過大，精神抑鬱，或受刺激，氣血鬱滯不行……這些也是誘發很多女性朋友得閉經的原因。

這裡我們主要針對虛寒性閉經、血虛閉經、血滯閉經來談談具體的艾灸方法。

虛寒性閉經

這種情況主要表現為閉經，小肚子冷痛，白帶綿綿，腰膝痠軟，手腳發涼，沒勁兒，怕冷喜暖。

像這種情況應以溫經散寒為主，我們可以採用隔物灸裡的隔薑灸，分別灸關元穴、神闕穴和歸來穴各 4 ～ 7 壯，每天 1 次，10 天為 1 個療程。

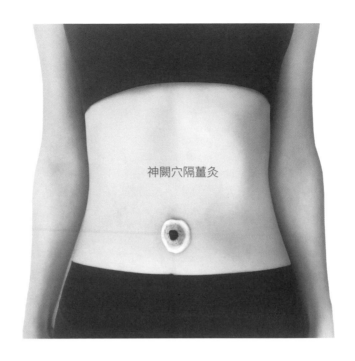

神闕穴隔薑灸

　　我們知道，關元穴可以補一身元氣，神闕穴能溫陽益氣，而歸來穴可以調經通絡。三穴搭配，能起到很好的溫陽通經作用。

血虛閉經

　　這種情況主要表現為月經量逐漸減少，直到月經完全停止，渾身無力，伴有心煩心慌，頭暈目眩等。

　　像這種情況艾灸時宜以補氣養血為主，主要以補法為主，可用艾炷進行無瘢痕灸，分別灸關元穴、歸來穴、氣海穴各6～9壯。

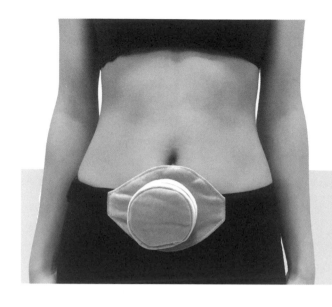

◎關元穴特別適
合用艾灸罐進行
隨身灸。

血滯閉經

這種情況主要表現為閉經，小肚子脹痛，煩躁不安，胸悶，大便乾
燥，口乾卻不愛喝水。

像這種情況治療上宜以行氣活血為主，可採用瀉法，用艾炷進行無瘢
痕灸，灸中極穴、太衝穴各 4 ～ 6 壯，灸三陰交穴 6 ～ 8 壯。

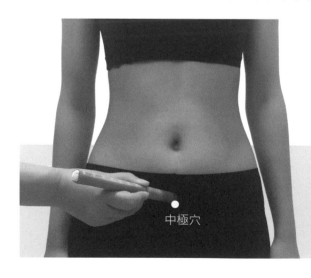

中極穴

◎找中極穴可以先
定位關元穴，其下
1 寸即中極穴。

中極穴屬於任脈穴位，位於前正中線上，臍下 4 寸處，有調和衝任的作用。太衝穴位於足背部，也是常用理氣要穴，而三陰交穴為女性調經要穴。

除了艾灸調理外，還要注意生活習慣。在月經期間最好不要吃生冷瓜果和辛辣刺激性食物；當然，也要避免過分節食或減肥，以免造成營養不良引發閉經。

平時的體育鍛鍊也是不可少的，另外，保持精神愉快也是非常重要的，一定要避免過度精神緊張，保持情緒舒暢。經期一定要注意保暖，尤其重點放在腰部以下，兩腳不要受寒。行經前後和產後應注意不要受寒濕，以免引起繼發性閉經。

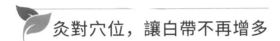

灸對穴位，讓白帶不再增多

當女性的白帶量增多，而且發生色、質、氣味的改變，我們通常會視為白帶增多症。這種病常與生殖器感染（如陰道炎、宮頸炎、子宮內膜炎等）、腫瘤或身體虛弱等因素有關。結了婚的女性朋友最容易得這種病。

白帶增多症主要以陰道分泌物量多為主，帶下色白、質稀、味腥，或色黃、質稠如涕如膿，而且連綿不斷。

本病屬於中醫裡的「帶下」範疇，多是由於肝鬱脾虛，濕熱下注，濕邪影響到衝任二脈；或腎氣不足、下元虧虛、帶脈失約；或房事不潔，感染邪毒所致。中醫裡比較常見的類型有脾虛型和腎虛型。

脾虛型

脾虛型主要表現為帶下顏色發白或淡黃，沒有臭味，質地黏稠，連綿不斷，臉色發黃，不愛吃東西，大便稀溏，乏力。治療上應以健脾化濕、止帶為主。

艾灸時可選取脾俞穴、足三里穴、帶脈穴、中極穴和陰陵泉穴。

脾俞穴和足三里穴，健脾益氣，中極穴通調衝任，這 3 個穴位是從源頭上解決問題。帶脈穴屬於足少陽膽經，位於側腹部，當第 11 肋骨游離端下方垂線與臍水平線的交點上。帶脈穴，顧名思義，能夠用於調治赤白帶下等婦科病症，各種類型的帶下病都可選用此穴。

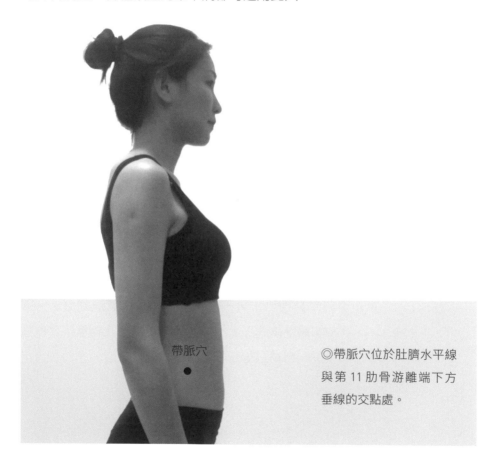

帶脈穴

◎帶脈穴位於肚臍水平線與第 11 肋骨游離端下方垂線的交點處。

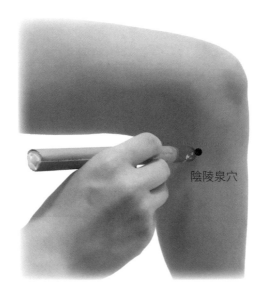

陰陵泉穴

　　陰陵泉穴屬足太陰脾經，位於小腿內側，脛骨內側下緣與脛骨內側緣之間的凹陷中，有健脾除濕的作用。

　　對這些穴位進行艾灸時宜採用補法，進行溫和灸，每穴每次灸 15 ～ 20 分鐘，每天或隔天 1 次，15 次為 1 個療程。

腎虛型

　　腎虛型主要表現為帶下色白，量也比較多，質清稀薄，連綿不絕，小肚子發涼，腰部痠痛，小便次數多而且清長，尤其晚上更加嚴重，大便稀薄。

　　艾灸時可取關元穴、腎俞穴、帶脈穴、中極穴和陰陵泉穴。

　　關元穴和腎俞穴用來補腎固元，以治根本，帶脈穴、中極穴和陰陵泉穴用來化濕止帶，以治其標，只有標本同治才能取得最好的效果。

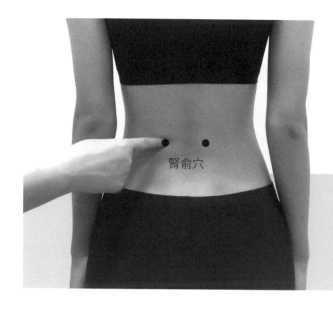

腎俞穴

◎肚臍正後方為背部的命門穴，其旁1.5寸處為腎俞穴。

艾灸時可採用溫和灸，每穴灸 15～20 分鐘，每天或隔天灸 1 次，15 次為 1 個療程。

除了艾灸外，日常保養也很重要。配餐宜以健脾補腎的食物為主，比如可以吃一些黃芪粥、淮山粥、白果粥等。女性朋友無論是在患病期間還是平時，都要少吃生冷、寒涼食物，如冰凍飲料、冰凍水果等，也不要多吃辛辣煎炸食物等。

有些女性朋友總是擔心白帶過多會弄髒內褲，這時多會用衛生護墊。其實這種做法是錯誤的，這種情況很容易造成外陰滋生大量細菌。因此，如果不是月經期，還是盡量不要使用衛生護墊。如果白帶量多，可以在每天晚上用清水洗淨外陰，及時更換內褲。有的人總是聽信電視廣告裡的各種清洗陰道的藥液，盲目使用，這也是不正確的。經常使用這些藥物清洗陰道，可能會破壞陰道的內環境。

第 **8** 課
艾灸是慢性病的調理大師

每個高血壓患者背後都應有個「艾」醫生

　　當人們感到不舒服了，到了醫院通常醫生做的第一件事就是測量患者的血壓情況如何。那麼血壓是什麼呢？我們知道，流動著的河水會不停地沖擊兩邊的堤岸，對堤岸產生一定的壓力。我們的心臟和血管共同構成一個閉合的迴路，心臟和血管推動血液在這個迴路中不停地流動，就像流動的河水沖擊河岸一樣，血液也會對血管壁產生一定的側壓力，我們稱其為「血壓」。

　　我們平時所說的血壓都是指動脈血壓。心臟收縮時的血壓叫收縮壓，心臟舒張時的血壓叫舒張壓。在安靜狀態下非同日測量3 次血壓，如果每次收縮壓 ≧ 140 毫米汞柱，或舒張壓 ≧ 90 毫米汞柱，就說明患上了高血壓病。

　　高血壓病可以說是當今世界上流行最廣泛的疾病之一，被稱為「無聲殺手」。如果說它是「國人第一病」，我想絕大多數人都不會有異議。平時如果我們說某某人患了癌症，可能會有很多人大吃一驚，但如果說某某人得了高血壓，可能沒人會理睬。因為高血壓這種病太普遍了，普遍得都快讓人們忽視了它的危害性。

高血壓病的危害在於，它會引起腦、心、腎的損傷，是導致腦卒中、心力衰竭、冠心病、心肌梗死和腎功能衰竭的危險因素。我們有時會看見身邊的高血壓患者剛剛還在談笑風生，還在下棋唱歌，突然間，或不能正常說話，或頭一偏半身不遂了，或者猝死……這其實是高血壓併發症帶來的後果。

高血壓屬於中醫裡「眩暈」、「頭痛」等範疇。中醫認為，本病多是因為情志抑鬱、精神過於緊張，或平時飲酒過度、嗜食油膩食物所致。比較常見的類型有肝陽上亢型、痰濁中阻型、肝腎陰虛型，用艾灸辨症治療效果不錯。

肝陽上亢型

這種類型的高血壓主要表現為頭暈耳鳴，頭痛，心悸，失眠多夢，或腰膝痠軟，舌頭較紅。對此型高血壓我們應以平肝潛陽為主。

艾灸時可選取風池穴、太衝穴、行間穴、太溪穴。

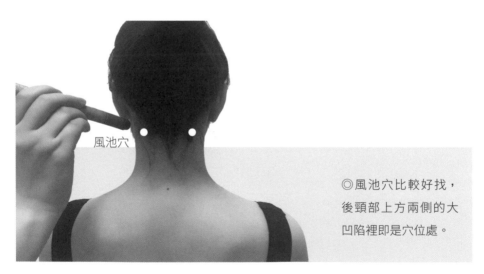

風池穴

◎風池穴比較好找，後頸部上方兩側的大凹陷裡即是穴位處。

風池穴位於頸項部，屬於足少陽膽經，而太衝穴為肝經原穴，肝膽相表裡，兩穴搭配能有效平抑肝陽。行間穴也屬於肝經，能加強太衝穴的平肝作用。這裡為什麼用太溪穴呢？因為肝陽上亢多有腎精不足的情況，而太溪穴為腎經原穴，有補腎益精的作用。

進行艾灸時，每個穴位分別灸 10 分鐘，每天灸 1 次或隔天灸 1 次，10 次為 1 個療程。

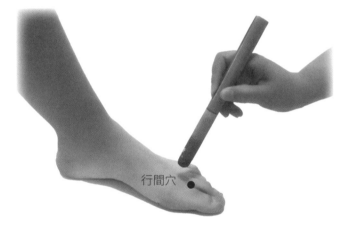

行間穴

痰濁中阻型

痰濁中阻型主要表現為頭暈，頭部沉重，有束縛、緊箍感，就好像有布帶束裹一樣的感覺，胸悶噁心，不愛吃東西，特別想睡覺，口中比較黏膩，四肢也感覺沉重，舌體胖大，舌邊有齒痕，舌苔白膩。治療時宜以健脾祛痰為主。

艾灸時可取風池穴、中脘穴、豐隆穴、陰陵泉穴。

風池穴可疏調頭部氣血，改善頭暈症狀；中脘穴健脾和中；豐隆穴和陰陵泉穴能夠祛痰化濕。四穴相配，標本同治。

進行艾灸時，每個穴位分別灸 15 分鐘，每天灸 1 次或隔天灸 1 次，10 次為 1 個療程。

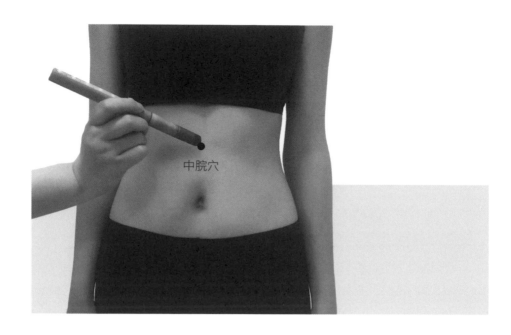

中脘穴

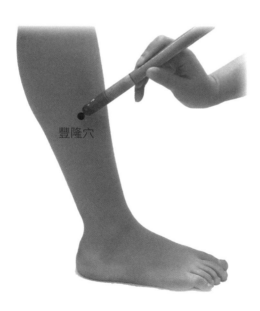

豐隆穴

肝腎陰虛型

主要感覺頭暈目眩，兩眼乾澀，耳鳴，腰膝痠軟，手足心熱，心煩口乾，失眠健忘，或有盜汗症狀，舌質發紅，少苔或無苔。治療宜以滋補肝腎為主。

艾灸時用艾炷進行無瘢痕灸，灸風池穴、肝俞穴、腎俞穴、太溪穴。

風池穴上面已經多有說明，這裡用肝俞穴、腎俞穴、太溪穴的意義在於補肝益腎，養血益精，從根本上改善肝腎陰虛的問題。

進行艾灸時，風池穴灸 10 分鐘，肝俞穴、腎俞穴、太溪穴

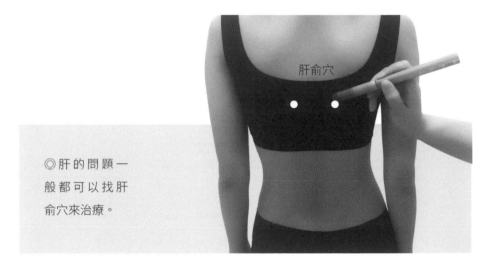

◎肝的問題一般都可以找肝俞穴來治療。

分別灸 20 分鐘，每天灸 1 次或隔天灸 1 次，10 次為 1 個療程。除了艾灸外，高血壓患者要特別注意情緒管理和飲食調整。

除了低鹽飲食，高血壓患者平時還要適當多吃一些維生素含量豐富及纖維素多的新鮮蔬菜和水果；平時飲茶宜清淡，忌飲濃

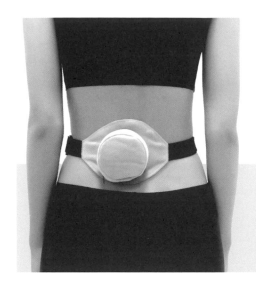

◎腎俞穴有補腎益氣的功效，常灸有奇效。

茶、濃咖啡，少吃辛辣、刺激性食物。在飲食方式上，高血壓患者要節制飲食，避免進餐過飽，減少甜食，將體重控制在正常範圍；嚴格控制菸酒。

 ## 艾灸能有效改善糖尿病症狀

如果你最近總感覺口渴難耐，只有大量的、不停地喝水才會感覺舒服一點；飯量比平時也多了，身體卻越來越瘦；有時腎也變得不爭氣了，頻繁地跑衛生間……當出現這些症狀時，你可要當心了，這是身體給你發出的預警信號——你可能得了糖尿病。

糖尿病最典型的症狀就是「三多一少」，也就是多飲、多尿、多食和消瘦。多尿就是指糖尿病患者每天排的尿量比較

多。多飲是因為多尿，多尿會使身體丟失大量的水分，令人煩渴多飲。排尿越多，口渴問題越嚴重。多尿引起多飲，並非多飲導致多尿。

糖尿病患者還比較能吃，即多食。我曾遇到過一位陳姓患者，每天 8 點鐘吃早餐，可是沒到 10 點鐘肚子就餓了；中午 12 點吃中飯，下午 1 點就餓了，午睡都沒睡好，肚子就咕咕叫了；6 點鐘吃晚餐，7 點鐘肚子就餓了。

為什麼會這樣呢？糖尿病患者血糖雖然很高但不能利用，因而能量缺乏。為了補償體內的損失，維持身體活動，患者就很容易產生飢餓感，食欲亢進，老有吃不飽的感覺，甚至每天吃五六次飯，但這有時還不能滿足食欲。盡管吃得雖然多，因葡萄糖不能充分利用，反而使血糖更高，尿糖更高，形成惡性循環。

盡管糖尿病患者比較能吃，但還是免不了身體消瘦。這是由於胰島素分泌不足，機體不能充分利用葡萄糖，使脂肪和蛋白質分解加速來補充能量和熱量。其結果使體內碳水化合物、脂肪及蛋白質被大量消耗，再加上水分的丟失，患者體重就會越來越瘦，有時可下降數十斤，以致疲乏無力，精神不振。

除了「三多一少」的症狀，糖尿病患者還有很多其他的症狀，比如身上沒勁兒，皮膚出現明顯的、持續性或復發性瘙癢，頭髮容易脫落等，這些症狀其實多是糖尿病的併發症。

糖尿病在中醫裡屬於「消渴」範疇。它的發生與個人體質、飲食、情志、環境等因素有非常密切的關係——本身是陰虛體質，再加上飲食無度、情志失調、勞欲過度，而導致身體內陰陽失和，燥熱內生，肺、胃、腎三臟受到傷害，才發生此病。

剛開始發病時主要是以熱或虛熱為主，時間久了陰虛就會損

及於陽，出現陰陽兩虛。

艾灸時用溫和灸，取胰俞穴、肺俞穴、脾俞穴、腎俞穴。

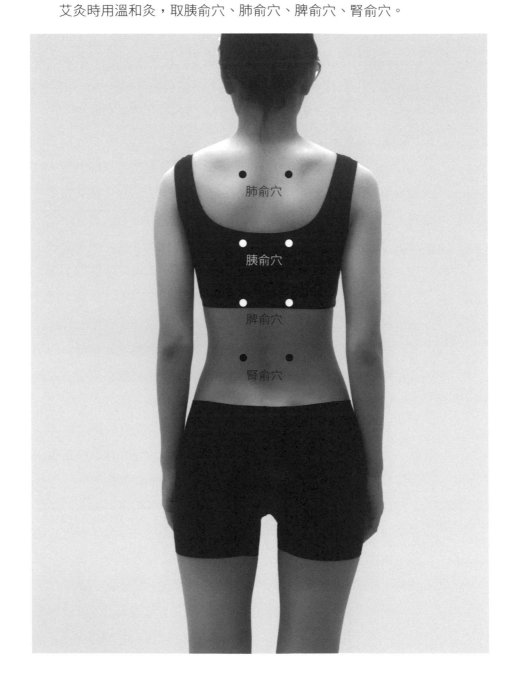

胰俞穴為經外奇穴，位於第 8 胸椎棘突下，旁開 1.5 寸處，是治療消渴的經驗效穴。肺俞穴補肺陰，脾俞穴健脾而生津液，腎俞穴滋補腎陰。

操作時，每個穴位分別灸 5 ～ 10 分鐘，每天灸 1 次或隔天灸 1 次，10 次為 1 個療程，休息 5 ～ 7 天後再進行下 1 個療程。

需要注意的一點就是，艾灸治糖尿病，熱度以患者感覺舒適為宜，避免燙傷皮膚，因為一旦灼傷皮膚則特別容易感染，不容易癒合。

艾灸治療糖尿病只是幫助改善一些症狀，因此不能完全靠艾灸治療糖尿病，該配合醫生用藥一定要配合。

此外，控制飲食對於糖尿病患者來說是至關重要的。可以說，控制飲食是控制糖尿病病情的最有效手段。不論糖尿病屬什麼樣的類型，病情輕重或有無併發症，是否用胰島素或口服降糖藥治療，都應該嚴格進行和長期堅持飲食控制。我接觸過很多糖尿病患者，他們本來在初期控制得很好，最後由於沒有管住嘴，結果病情復發。可見，飲食對於糖尿病的重要性。

 ## 高脂血症的源頭多在於脾胃

血脂是人體血漿內所含脂質的總稱，這裡面包括了膽固醇、甘油三酯、膽固醇脂、β - 脂蛋白、磷脂等。當某人某些數值超過了標準的範圍，我們說這個人可能得了高脂血症。比如，當血清膽固醇超過正常值 230 毫克 /100 毫升，甘油三酯超過 140 毫克 /100 毫升，β - 脂蛋白超過 390 毫克 /100 毫升以上時，我們就可以稱之為高脂血症。一般中老年人最容易得這個病。

高脂血症與糖尿病、脂肪肝等被認為是「都市現代病」，這些病多是由不良生活習慣引起的。其中飲食是比較重要的一方面。比如，大多數患高

脂血症患者長期飲食不科學，喜歡吃甜食，暴飲暴食，吃東西沒有規律，進食過多含脂肪和膽固醇的肉、蛋類食品等，使熱量攝取多於消耗。此外，生活無規律、喜歡晚睡晚起、體力活動減少等，這些都會造成營養過剩和高脂血症發生。

高脂血症本身的發病是一個慢性過程，輕度高脂血症通常沒有任何不舒服的感覺，高脂血症較重時會出現頭暈目眩、頭痛、胸悶、胸痛、心慌、氣短、乏力、口角歪斜、不能說話、肢體麻木等症狀。

高脂血症的危害是非常大的。如果影響心血管，則會引起冠心病、心肌梗死、高血壓；如果影響腦血管，則造成腦血管疾病。血脂增高一方面會造成動脈粥樣硬化，一方面會使血液變得黏稠，血流緩慢，形成血栓，引起腦栓塞、腦出血；如果是影響腎血管，則會造成腎動脈硬化，致使腎功能受損。中醫認為，高脂血症屬於「痰濁」範疇，主要是由於脾胃功能失調、氣血失和，導致痰濕和血瘀。既然是脾胃失和所致，那我們可以在胃經和脾經上的穴位進行艾灸，能取得不錯的效果。

主穴可以選擇胃經上的足三里穴、豐隆穴，脾經上的三陰交穴、陰陵泉穴，同時配合神闕穴、關元穴、氣海穴、脾俞穴。

為什麼這幾個穴位能緩解高脂血症呢？我們看，足三里穴是胃的合穴，可補益脾胃、升發脾陽；豐隆穴可化痰降濁、宣通氣機。三陰交穴和陰陵泉穴是脾經上要穴，可以調理脾胃、健脾助運。神闕穴、關元穴、氣海穴是任脈上的要穴，可以益腎調經、回陽補氣；脾俞穴屬於膀胱經，可健脾利濕、和胃助運。

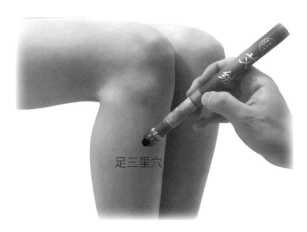

足三里穴

　　艾灸時用艾條進行溫和灸，每次不用取所有的穴位，可以取 2～3 個主穴和 2～3 個配穴進行艾灸，每天或隔天灸 1 次，1～3 個月為 1 個療程。

　　除了艾灸外，必要的飲食調養對於控制高脂血症也具有非常重要的意義。

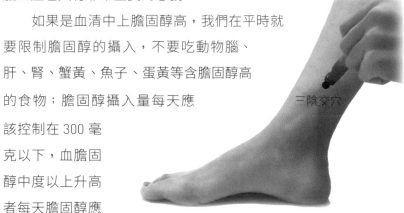

三陰交穴

　　如果是血清中上膽固醇高，我們在平時就要限制膽固醇的攝入，不要吃動物腦、肝、腎、蟹黃、魚子、蛋黃等含膽固醇高的食物；膽固醇攝入量每天應該控制在 300 毫克以下，血膽固醇中度以上升高者每天膽固醇應控制在 200 毫克以下；平時我們要少吃動物性脂肪，可以用植物油來替代；可以適當多吃一些如蔬菜、水果、粗糧等含纖維高的食物，以降低血膽固醇；飲食要以清淡為主，尤其是中老年人在飲食上更要清淡，這樣有利於控制血膽固醇升高。

如果是甘油三酯高，我們平時要限制總熱量攝入，同時要保持理想的體重；也要盡量避免食用含糖較多的糕點及罐頭等食物；膽固醇每天攝入量應控制在 300 毫克以下，食物控制上可比高膽固醇血症患者稍為放鬆一些；少吃油膩食物，可適當多吃一些蔬菜、水果、粗糧等含纖維素較多的食物。

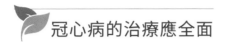

冠心病的治療應全面

冠心病是冠狀動脈粥樣硬化性心臟病的簡稱，是指冠狀動脈粥樣硬化使血管腔阻塞，導致心肌缺血、缺氧而引起的心臟病。臨床上常見有的 5 大類：隱匿性冠心病、心絞痛、心肌梗死、缺血性心臟病和猝死。那些中年事業有成、長期工作壓力大的老板、高管等最容易得這個病。

冠心病最明顯的症狀是胸痛。如果平時體力活動過重或情緒過於激動等，就可能會誘發，主要表現為突然感覺心前區疼痛，多是發作性絞痛或壓榨性疼痛，也可為憋悶感。疼痛會從胸骨後或心前區開始，向上放射至左肩、臂，甚至小指和無名指，休息或含服硝酸甘油會得到緩解。胸痛放散的部位還會涉及頸部、下頜、牙齒、腹部等。其他可能症狀有眩暈、氣促、出汗、寒戰、噁心及昏厥。嚴重的人還會因為心力衰竭而死亡。

這裡告訴大家一些冠心病常見的症狀，大家可以對比參照一下：

1. 做一些體力活動後感覺胸悶、心悸、氣短，休息時自行緩解；

2. 精神過於緊張時出現胸骨後或心前區悶痛，或緊縮樣疼痛，並向左肩、左上臂放射，持續 3 ～ 5 分鐘，休息後自行緩解；

3. 吃東西太多、寒冷或看驚險影片時出現胸痛、心悸；

4. 反復出現脈搏不齊、不明原因心跳過速或過緩，聽到周圍的噪聲會引起心慌、胸悶；

5. 夜晚睡眠枕頭低時，感到胸悶憋氣，需要高枕臥位才會感覺舒服；

6. 熟睡或白天平臥時突然胸痛、心悸、呼吸困難，需立即坐起或站立方能緩解；

7. 性生活或用力排便時出現心慌、胸悶、氣急或胸痛不適；

8. 出現與運動有關的頭痛、牙痛、肩痛等。

如果你經常出現這些症狀，就應該引起注意了，這提示你可能患上了冠心病，應及時就醫檢查。

冠心病屬於中醫學裡的「胸痺」、「心痛」等範疇。中醫認為，冠心病的病因為七情內傷，飲食不節，年老體衰，使心肝腎脾等臟腑虧損，胸中陽氣不足，導致氣機不暢，血運不通。如果用艾灸進行輔助治療，可以行氣活血、寬胸理氣。

對於冠心病進行艾灸，我們可以取內關穴、郄門穴、神門穴、厥陰俞穴、膻中穴。

內關穴位於腕橫紋上 2 寸，郄門穴位於腕橫紋上 5 寸，兩穴都在掌長肌腱與橈側腕屈肌腱之間。內關穴和郄門穴是手厥陰心包經上的穴位，兩者搭配，可調理心氣，疏導氣血。

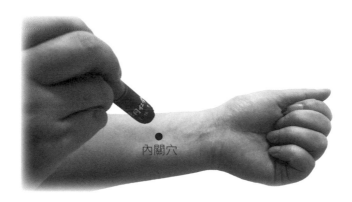

內關穴

神門穴為心經原穴，有寧心安神之功。厥陰俞穴是足太陽膀胱經上的穴位，是心包的背俞穴，位於背部，當第 4 胸椎棘突下，旁開 1.5 寸處；膻中穴屬於任脈，為心包募穴，位於兩乳頭連線與前正中線的交點處。厥陰俞穴和膻中穴搭配，能調心氣，養心神。

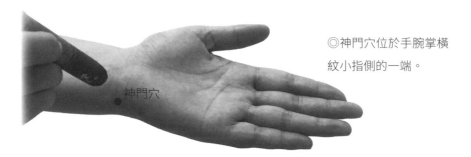

◎神門穴位於手腕掌橫紋小指側的一端。

操作時可採用溫和灸，每天每穴灸 1 次，每次灸 15 分鐘，10 次為 1 個療程，療程中間可以休息一兩天。如果伴有心絞痛，每天可以灸 2～3 次。

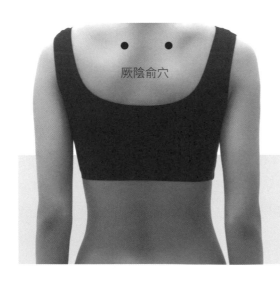

◎找厥陰俞可先定位大椎穴，向下數 4 個胸椎棘突，再旁開 1.5 寸即是厥陰俞穴。

冠心病患者除了遵循醫囑，積極進行藥物治療和艾灸治療外，還要做好自我調養。

在吃的方面上，平時多吃一些清淡的食物，少吃動物性脂肪和膽固醇含量高的食物。那些平時愛吃肥肉、動物內臟、蛋黃等油膩食物的患者一定要管住自己的嘴，不能想吃什麼就吃什麼。如果你饞了，可以適當吃一些瘦肉、魚肉和蛋類等。平時做菜盡可能少用動物油，適當多用一些植物油；適當多吃一些蔬菜和水果，糖和鹽這些要少吃。要積極控制你的體重。那些不能很好控制體重的人，冠心病發病的概率往往都比正常人高。如果你本身很肥胖，就要學會減肥，可以多做一些運動、控制一下飲食。

冠心病的人最怕勞累和精神刺激，平時一定要避免過度勞累和精神緊張。在天氣溫差變化大時，一定要注意保暖。平時起居要有一定的規律，睡眠要充足，心境要平穩。遠離菸酒。

對於冠心病來說，預防遠勝於治療。因此平時一定要積極去醫院做檢查，尤其是患有高血壓、糖尿病的人更要積極檢查。這些病都和冠心病的發生有密切關係，一旦發現就要及時就醫，有針對性地治療，以控制其進展。

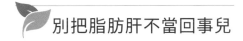

別把脂肪肝不當回事兒

脂肪肝是由於各種原因引起了肝細胞內脂肪堆積所致。平時我們在健康體檢中常會遇到一些朋友被篩查出脂肪肝來，實際上環顧我們周圍同事、家人、朋友，我們發現越來越多的人都開始患上了脂肪肝。可見，脂肪肝正嚴重威脅著我們國人的健康。

從醫學角度上看，正常人肝臟所含的脂肪約占肝臟重量的 3% ～ 5%，超過 5% 即是形成了脂肪肝。當肝含脂量占肝重 5% ～ 10% 者，我們稱之為輕度脂肪肝；當肝含脂量占肝重 10% ～ 15% 者，我們稱為中度脂肪肝；當肝含脂量達到 25% 以上時，我們稱為重度脂肪肝。一般輕度脂肪肝沒有什麼症狀；中度以上至重度脂肪肝才會出現四肢無力、右肩背疼痛發脹，無緣無故感覺頭暈、口苦、口乾、口臭，食欲不好，飯後腹脹、噁心、肝區不適，大便忽乾忽稀等。還有部分重度脂肪肝者化驗檢查可發現有轉氨酶輕度升高，血糖或血脂升高。

　　一般來說，脂肪肝常有酒精性脂肪肝和非酒精性脂肪肝。在過去，脂肪肝（多見於酒精性脂肪肝）多見於發達國家，這與當地人長期大量飲酒有很大的關係。後來隨著我們生活水平的提高，我國脂肪肝的發病率也快速上升。這與高脂、高熱量食物攝入過多關係極大。特別是一些事業有成的中年人，由於工作壓力大，平時飲食沒有規律、缺乏運動、經常飲酒等，導致患脂肪肝的人概率增大。很多人覺得得了脂肪肝也沒有什麼大不了的，事實上這種情況如果得不到及時治療並且繼續加重，肝細胞會發生慢性纖維化，進而發展成肝硬化。因此，我們還真別把脂肪肝不當回事兒。

　　從中醫角度來看，出現脂肪肝的主要原因是脾胃不好、氣血不足，無法正常運化食物，使得脂肪代謝困難，堆積在肝臟裡，從而影響肝的供血和其他功能。

　　脂肪肝本身是可逆性的病變，早期診斷與及時的治療可以很快恢復到正常狀態。用艾灸治療脂肪肝有較好的作用，尤其適用於輕、中度脂肪肝患者。

進行艾灸時，我們可取期門穴、肝俞穴、脾俞穴、豐隆穴。如果是肝氣瘀滯型，主要表現為平時容易生氣、腹脹、胸脅不舒，這時我們可以加灸太衝穴。

期門穴和肝俞穴可以調節肝經氣血，脾俞穴和豐隆穴可以健脾化濕，太衝穴能夠疏肝理氣，共同起到調肝理脾、暢達氣機的作用。

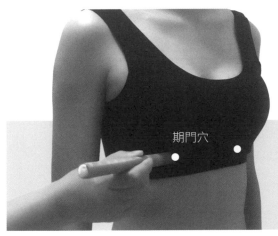

◎期門穴位於乳頭直下 2 個肋間隙的距離。

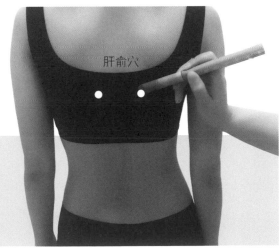

◎肝俞穴的定位要先找膈俞穴，前文已有多次介紹。

操作時，我們可以對以上每個穴位進行溫和灸 20 ～ 30 分鐘左右，10 天為 1 個療程，休息幾天然後再進行下一個療程。3 個療程後休息半個月左右再進行艾灸，一般堅持兩三個月就有明顯的效果了。

別指望一下子就治好脂肪肝，與脂肪肝的戰鬥是一個長期的過程。不管是酒精性脂肪肝，還是非酒精性脂肪肝，一定要戒酒，只有先戒酒才能往下進行治療。

在飲食上，脂肪肝患者應以高蛋白質、高維生素、低糖、低脂肪的清淡飲食為主；不吃或少吃動物性脂肪，多吃蔬菜、水果和富含纖維素的食物；平時飲食要多樣化，遠離辛辣食物。

此外，我們平時還要增加和堅持體育鍛鍊，這一點很重要。脂肪肝患者可以選擇有氧運動，如慢跑、快步走、騎自行車、游泳、上下樓梯、跳繩等適合自己的運動。當然，並不是說運動越多越好，一般運動半個小時左右就可以了，每週堅持 3 ～ 5 天。

艾灸非常適合治療肩周炎

你有沒有過這樣的感覺：手臂一往上抬就感覺劇烈疼痛，於是手不能上舉，也不能來回擺動；或是肩膀、手臂一陣陣地疼痛，總是無法根治……這些其實都是肩周炎的症狀。肩周炎是以肩部疼痛和活動障礙為主要症狀的疾病，一般 50 歲以上的中老年人容易得這個病，所以人們還管它叫「五十肩」。

剛開始發病時只是感覺肩部痠痛無力，隨著疼痛逐漸惡

化，肩關節無法活動，手臂無法提舉或向後彎曲，比如無法繫圍裙，甚至沒辦法梳頭。這種關節無法活動的現象，正是肩周炎的典型特徵，與單純的肩膀痠痛和其他障礙有別。

這種情況時間長了，疼痛雖然會逐漸減輕，但肩膀肌肉會鬆脫，四周會出現按壓痛的壓痛點。一般來說，快則 1～2 個月，通常是半年到一年的時間，疼痛逐漸消失，運動障礙減少。不過，其中也不乏歷時很久的情形。假如運動障礙長久持續，可能導致肩部關節僵化，即使不痛也動彈不得。

中醫認為，肩周炎由肩部感受風寒所致，又因患病後胸肩關節僵硬，活動受限，好像凍結了一樣，所以還叫「凍結肩」、「肩凝症」。本病常因汗出當風、夜臥不慎、風寒外襲、邪鬱肌膚，或久臥寒濕之地、汗出後浸漬冷水、沐水雨淋、感受寒濕，或由內、外傷及慢性勞損等引發。

中醫裡將肩周炎分為外感風寒型、外傷筋骨型、氣血不足型等。其中，外感風寒型主要表現為肩膀四周痠痛。一般風邪偏勝的人，疼痛會向上肢放射；而寒邪偏勝的人，肩膀疼得比較厲害，遇到熱就會感覺舒服；而濕勝的人，肩痛比較固定，局部腫脹不能按。外傷筋骨型主要表現為肩部疼痛得比較厲害，位置比較固定，多有局限性壓痛，舌質發暗，有瘀點和瘀斑。氣血不足型的肩周炎多發生於年老體弱者或過於勞累者的身上，主要表現為肩周疼痛，時間比較長，肩部活動受限明顯，肌肉萎縮，或伴有神疲無力、腰痠腿疼等症狀。

艾灸非常適合治療像肩周炎這種寒性疾病，它可以溫經散寒、止痛消炎。不管是哪種類型的肩周炎，主穴可取阿是穴、肩髎穴、肩髃穴、肩貞穴。

阿是穴就是疼痛的地方，哪裡疼就在哪裡艾灸。

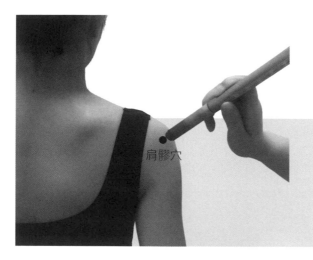

肩髎穴

◎肩髎穴與肩髃穴一
前一後，肩髎在後，
肩髃在前。

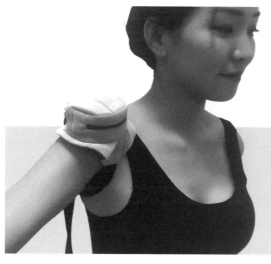

◎肩髃穴和肩髎穴都可以
採用艾灸罐進行隨身灸。

　　肩髎穴是手少陽三焦經上的穴位，肩髃穴是手陽明大腸經
上的穴位，它們都在我們的肩部，當肩關節外展時，肩部出現
兩個凹陷，肩峰後下方凹陷處是肩髎穴，而肩峰前下方凹陷處
是肩髃穴，它們都有緩解肩臂疼痛的作用。

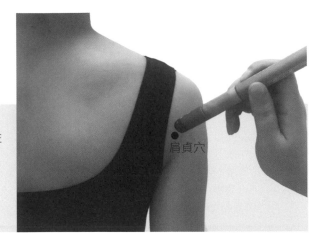

◎肩貞穴在身體左右兩側各有 1 穴，都要進行施灸。

肩貞穴是手太陽小腸經的穴位，在我們的肩關節後下方，臂內收時，腋後紋頭上 1 寸，常用於治療肩臂疼痛等症。

操作時，我們可對這些穴位進行溫和灸，每天每個穴位灸 15 ～ 20 分鐘，7 天為 1 個療程，然後可以休息 2 ～ 3 天再進行艾灸。對於不方便的地方，我們可以用艾灸盒進行艾灸。

肩周炎的治療是一個長期的過程，很多人往往是因為不能堅持就輕易放棄了，也有的人想要走捷徑，比如有的人打封閉針，雖然藥物直接被注射到椎管裡或神經根周圍，也能收到立竿見影的效果，可是藥效過後容易出現反復，也是治標不治本的方法。

因此，治療肩周炎需要我們長期調養，除了必要的艾灸外，還要配合運動、飲食等。此外，寒涼容易引起肩周炎復發，我們平時一定要注意保暖防寒，不要讓肩部受涼。

優生活 94

艾療：最實用的8堂艾灸居家保健入門課

作　　者一楊力
主　　編一李筱婷
企　　劃一江季勳
美術設計一ayen

董 事 長 一趙政岷
出 版 者 一時報文化出版企業股份有限公司
　　　　　　一〇八〇一九台北市和平西路三段二四〇號七樓
　　　　　　發行專線一（〇二）二三〇六一六八四二
　　　　　　讀者服務專線一〇八〇〇一二三一一七〇五
　　　　　　　　　　　　（〇二）二三〇四一七一〇三
　　　　　　讀者服務傳真一（〇二）二三〇四一六八五八
　　　　　　郵撥一一九三四四七二四時報文化出版公司
　　　　　　信箱一10899臺北華江橋郵局第99信箱
時報悅讀網一http://www.readingtimes.com.tw
時報出版愛讀者一http://www.facebook.com/readingtimes.fans
法律顧問一理律法律事務所 陳長文律師、李念祖律師
印　　刷一勁達印刷有限公司
初版一刷一二〇二〇年四月十七日
定　　價一新台幣三二〇元
（缺頁或破損的書，請寄回更換）

時報文化出版公司成立於1975年，
並於1999年股票上櫃公開發行，於2008年脫離中時集團非屬旺中，
以「尊重智慧與創意的文化事業」為信念。

艾療 / 楊力著. -- 初版. -- 臺北市：時報文化, 2020.04
　　160面 ;17*23公分. -- (優生活 ; 94)

ISBN 978-957-13-8166-4(平裝)

1.艾灸 2.經穴

413.914　　　　　　　　　　　　　　　　109004314

ISBN 978-957-13-8166-4
Printed in Taiwan